Jacques-Charles Poncet et la mystérieuse maladie du négus Iyasu Ier

(1698-1701)

Médecine à travers les siècles
Collection dirigée par le Docteur Xavier Riaud

L'objectif de cette collection est de constituer « une histoire grand public » de la médecine ainsi que de ses acteurs plus ou moins connus, de l'Antiquité à nos jours.
Si elle se veut un hommage à ceux qui ont contribué au progrès de l'humanité, elle ne néglige pas pour autant les zones d'ombre ou les dérives de la science médicale.
C'est en ce sens que – conformément à ce que devrait être l'enseignement de l'histoire –, elle ambitionne une « vision globale » et non partielle ou partiale comme cela est trop souvent le cas.

Dernières parutions

Sofiane BOUHDIBA, *Parfum de mort. Histoire médico-sociale de l'odeur*, 2026.
Vincent DUSSOL, *Un chirurgien en outre-mer dans la période post-coloniale. L'odyssée australe du caducée*, 2026.
Mody KANTÉ, *Soigner le Sénégal colonial. Genèse de la formation médicale (1890-1920)*, 2026.
Patrick Albert POGNANT, *Antonin Artaud et Jacques Latrémolière, la relation insolite entre un patient et son psychiatre*, 2026.
Jacques JAUME, *Les médecins et la médecine chez Georges Simenon,* 2026.
Xavier RIAUD et Michel A. GERMAIN *Jean-Nicolas Corvisart, Premier médecin de Napoléon Ier (1755-1821)*, 2026.
Michel A. GERMAIN, *L'autisme. Histoire et controverses*, 2026.
Michel Marc GENTILHOMME, *Histoires de chirurgie et de chirurgiens. Errances et fulgurances*, 2025.
Pierre AUBRY et Bernard-Alex GAÜZÈRE, *Charles Dellon. Médecin rescapé de l'Inquisition de Goa (1673-1677)*, 2026.
Martine MAAREK, *La fabuleuse histoire de la cardiologie. 3 000 ans de découvertes*, 2025.

Pierre Aubry et Bernard-Alex Gaüzère

Jacques-Charles Poncet et la mystérieuse maladie du négus Iyasu Ier

(1698-1701)

L'Harmattan

5-7, rue de l'École-Polytechnique - 75005 Paris
www.editions-harmattan.fr
ISBN : 978-2-336-64196-6
EAN : 9782336641966
Dépôt légal : août 2026

Sommaire

INTRODUCTION 9

GÉOGRAPHIE DE L'ÉTHIOPIE. 15

UNE BRÈVE HISTOIRE DE L'ÉTHIOPIE 21

L'ORIGINE DE L'ÉTHIOPIE 21

LES PORTUGAIS EN ÉTHIOPIE 22

LES RELIGIONS EN ÉTHIOPIE 25

Le christianisme 25

L'islam 26

Le judaïsme 27

L'animisme 27

La mission jésuite d'Éthiopie 27

LE VOYAGE ALLER DU CAIRE, CAPITALE DE L'ÉGYPTE, À GONDAR, CAPITALE DE L'ÉTHIOPIE 33

LA RÉCEPTION DE CHARLES PONCET PAR LE NÉGUS 41

QUELQUES HYPOTHÈSES DIAGNOSTIQUES SUR LA MYSTÉRIEUSE MALADIE DU NÉGUS 47

LA DESCRIPTION DE LA MALADIE 47

S'AGISSAIT-IL DU SCORBUT ? 48

S'AGISSAIT-IL DE LA LÈPRE DANS SA FORME TUBERCULOÏDE ? 50

S'AGISSAIT-IL DE LA SYPHILIS DANS SA PHASE SECONDAIRE ? 57

S'AGISSAIT-IL DE LA LEISHMANIOSE CUTANÉE ? 60

LES REMÈDES DONT DISPOSAIT PONCET 63

À GONDAR 65

LE RETOUR DE PONCET DE GONDAR AU CAIRE... 73

PONCET À LA COUR DE LOUIS XIV ; SON RETOUR AU CAIRE ; SON NOUVEAU DÉPART POUR L'ABYSSINIE ; SA FIN DE VIE EN PERSE 83

LA CALOMNIE EN RÉCOMPENSE À SON RETOUR 83

PONCET À LA COUR DE VERSAILLES 83

Retour de Poncet au Caire, nouveau départ pour l'Abyssinie 84
Échec de la seconde mission, Poncet s'établit en Perse et y décède 87

QUE SONT DEVENUS LES AUTRES PROTAGONISTES DE CETTE HISTOIRE ? 89
La fin tragique de Le Noir du Roule 89
La fin tragique du négus Iyasu 1er 90
Benoît de Maillet poursuit sa carrière diplomatique sous d'autres cieux 90
Poncet est réhabilité par l'explorateur James Bruce 91

LES ROIS LÉPREUX : UN CLUB TRÈS FERMÉ 93
Ozias 93
Yasovarman 1er 94
Baudouin IV 95
D'autres lépreux parmi les figures de sainteté 100

CONCLUSION 101
SOURCES DES ILLUSTRATIONS ET AUTORISATIONS 105
TABLE DES ILLUSTRATIONS 107
REMERCIEMENTS 109

Introduction

Plusieurs ouvrages traitent de la mission de Jacques-Charles Poncet

La mission médicale du docteur Jacques-Charles Poncet (1655-1708) auprès du roi d'Abyssinie[1], de 1698 à 1701, a fait l'objet de plusieurs biographies déjà anciennes, d'une étude approfondie des documents inédits des archives du ministère des Affaires étrangères[2] publiée en 1886 par l'historien Amédée de Caix de Saint-Aymour (1843-1921) et de deux livres relativement récents.

- *La relation de mon voyage en Éthiopie 1691-1703* de Jacques-Charles Poncet adressée au pape Clément XI (1649-1721) a été de nouveau publiée par les Éditions La Lanterne Magique[3] en 2000, avec une préface de José-Marie Bel[4] et un texte établi et présenté par Éric Poix[5]. Il s'agit d'un livre tiré des écrits de Poncet qui aurait rédigé deux manuscrits de son voyage. L'un se trouve à la Bibliothèque nationale ; le second, qui à l'origine avait été déposé à Rome, a été localisé à Montpellier, par

---

[1] L'Abyssinie est une région de la Corne de l'Afrique, située aujourd'hui dans le nord de l'Éthiopie, l'est du Soudan et le sud de l'Érythrée. L'Abyssinie a ensuite été assimilée à l'empire éthiopien. Nous utiliserons indifféremment les appellations Abyssinie et Égypte, selon les sources.

[2] Amédée de Caix de Saint-Aymour, *La France en Éthiopie, histoire des relations de la France avec l'Abyssinie chrétienne sous les règnes de Louis XIII et de Louis XIV (1634-1706) d'après les documents inédits des archives du ministère des Affaires étrangères*, 1886, p. 212 ; Paris, 1886, un vol. in-18. https://gallica.bnf.fr/ark:/12148/bpt6k141193z.image

[3] Yves Boulvert. *Poncet (Jacques-Charles) : Relation de mon voyage d'Éthiopie, 1698-1701. Un médecin français à la cour de Gondar sous Louis XIV. La véritable histoire de l'Abyssin. Préface de José-Marie Bel. Texte établi et présenté par Éric Poix. Éditions La Lanterne magique, 2010, Besançon, 222 p.*

[4] José-Marie Bel : écrivain-voyageur, ethnologue et spécialiste de l'Éthiopie, dirige à Paris l'Espace Reine de Saba, espace culturel dédié au sud de la péninsule arabique et à la Corne de l'Afrique.

[5] Éric Poix : éditeur et gérant des Éditions La Lanterne.

Claire Bosc-Tiessé (CNRS (UMR 8171 - Institut des mondes africains).

- *L'Abyssin* de Jean-Christophe Rufin[6] a été publié en 1997 aux Éditions Gallimard. Poncet a acquis une renommée presque planétaire grâce à la plume de Jean-Christophe Ruffin, lauréat du prix Goncourt du premier roman en 1997. *L'Abyssin* est un roman très éloigné de la réalité historique. José-Marie Bel y exprime des réserves en écrivant : « *Les historiens que nous sommes sont souvent embarrassés par la prédominance de la fiction sur les faits historiques. La transformation, pour ne pas dire la déformation de l'histoire, aussi charmante soit-elle, nuit à l'authentique* ».

Un bref résumé de la vie aventureuse de Jacques-Charles Poncet

Jacques-Charles Poncet, fils de Michel Poncet et d'Anne-Marie Panisset, est né à Saint-Claude, en Franche-Comté espagnole, en 1655. De 1682 à 1685, il a été au service de Gabriel de Guilleragues[7] (1628-1685), ambassadeur auprès de la Sublime Porte[8]. Par sa tenue fière, sans outrecuidance, et sa patience, Guilleragues était parvenu à rétablir les bons rapports entre les deux pays et les deux cours. Cependant, à peine avait-il remporté cette victoire d'amour-propre diplomatique que Guilleragues mourut d'apoplexie, à son retour à

---

[6] Jean-Christophe Rufin, *L'Abyssin : relation des extraordinaires voyages de Jean-Baptiste Poncet, ambassadeur du négus auprès de sa majesté Louis XIV*, Paris, éd. Gallimard, coll. « Blanche », 13 mars 1997, 579 p., 21 cm (ISBN 978-2-07-074652-1, BNF 35864974). Jean-Christophe Ruffin est un médecin, écrivain et diplomate.

[7] Gabriel Joseph de Lavergne, comte de Guilleragues, né le 18 novembre 1628 à Bordeaux et mort le 15 mars 1685 à Constantinople, est un journaliste, diplomate et écrivain français.

[8] Sublime Porte : nom de la porte du palais de Topkapi à Constantinople, siège du gouvernement du sultan de l'Empire ottoman. Ce nom peut désigner, par métonymie, l'Empire ottoman lui-même.

Constantinople. C'est alors que Poncet quitta Istanbul et revint en France.

Nous retrouvons Poncet au Caire en 1691, où il est installé comme médecin, docteur en médecine de l'École de médecine de Rome. Il exerce comme médecin, apothicaire et chirurgien depuis sept ans, avec une bonne réputation. Il est le médecin du pacha et des principaux seigneurs turcs du Caire.

En 1698, Hadji-Ali[9], un marchand musulman, sujet du négus[10] d'Éthiopie Iyasu 1er (1654-1706), arrive au Caire à la recherche d'un médecin pour aller traiter son souverain atteint d'une maladie de la peau mal définie que les médecins abyssins ne parviennent pas à guérir : « *Une espèce de scorbut qui menaçait de dégénérer en lèpre* ». L'un des fils du négus est atteint de la même maladie.

Nous en savons un peu plus sur ce marchand caravanier, envoyé du négus.
« *C'était (Hadji-Ali) un homme habile et intelligent qui avait déjà réussi sans encombre, à plusieurs reprises, le long et périlleux voyage d'Égypte, où il apportait chaque fois, dit-on, pour cinq cent mille écus de poudre d'or, civette et ambre gris qu'il échangeait contre les marchandises qui lui étaient commandées*[11] ».
Dans son mémoire du 12 mai 1698, Benoît de Maillet[12] (1656-1738), consul de France au Caire, le décrit ainsi : « *Cet envoyé ne garde aucune suite depuis son entrée en Égypte, est vêtu pour l'ordinaire*

---

9 Selon les narrateurs, l'orthographe du caravanier varie. Hadji signifie qu'il avait accompli le pèlerinage à la Mecque et à Médine.

10 Négus : titre de noblesse éthiopien équivalent à celui de roi.

11 Amédée de Caix de Saint-Aymour. *Op. cit.*

12 Benoît de Maillet, consul de France en Égypte et inspecteur des Établissements français au Levant. Il est l'auteur d'une œuvre clandestine, le *Telliamed*, théorie sur l'histoire de la Terre qui influença les naturalistes des Lumières tels Lamarck et Darwin et rompit avec le mythe du déluge biblique.

assez mal et affecte cet air d'indigence pour se délivrer des vexations que l'éclat et l'opinion des richesses attirent toujours en Turquie ».
Or, Hadji-Ali, l'envoyé du négus, tombe malade dès son arrivée au Caire, « d'une *espèce de lèpre, maladie si commune dans ces climats*[13] ». Poncet est appelé chez lui pour le traiter et parvient à le guérir. Poncet raconte : « *Et je fus assez heureux pour le guérir dans l'espace de quinze jours. Sur l'espérance qu'avait cet envoyé de mes remèdes, il voulut m'engager de passer en Éthiopie avec lui pour travailler à la guérison de son roi* ».

Benoît de Maillet intervient dans le choix du médecin désigné pour aller soigner le négus. Cette demande tombe à pic pour lui, car il vient de recevoir du gouvernement de Louis XIV l'ordre d'accorder sa protection à sept pères de la Compagnie de Jésus qui se proposaient de passer en Éthiopie, après en avoir été chassés pour excès de prosélytisme quelques décennies plus tôt. Mais les pères capucins[14] d'Égypte, qui ne cherchaient eux aussi qu'une occasion de pénétrer en Éthiopie et ayant eu vent de la demande de Hadji-Ali, s'empressent de proposer l'un des leurs, qui se piquait de médecine. Prévenu, Benoît de Maillet impose alors Poncet pour couper court aux velléités des capucins.

Poncet quitte Le Caire en juin 1698, accompagné du père Charles-François-Xavier de Brévedent (1659-1699), un jésuite, qui est travesti en séculier et en serviteur de Poncet, afin de passer plus librement sur la route. La mission secrète du jésuite est d'examiner l'état de la religion en Éthiopie où, depuis quatre-vingts ans, aucun Européen n'avait pu pénétrer ; d'être l'interprète, car il parle l'abyssin ; et d'aider dans la médecine, car il en avait assez de connaissances. Il s'agissait donc d'une mission médicale (Poncet) doublée d'une

---

[13] Amédée de Caix de Saint-Aymour. *Op.cit*, page 87.

[14] Les capucins sont des religieux de l'Ordre de saint François d'Assise (tout comme les frères franciscains et les frères conventuels).

mission secrète de recueil de renseignements (père de Brévedent) afin de tenter de ramener ces lointaines terres chrétiennes dans le giron de la papauté.

L'endroit et l'époque sont faits d'intrigues et de farouches luttes d'influence entre les jésuites, les franciscains[15], les capucins, les Coptes d'Égypte et les Coptes d'Éthiopie, pour s'installer en Éthiopie et ramener dans le giron de Rome l'Église orthodoxe d'Éthiopie. De plus, les Français du Caire, aventuriers et marchands, s'opposent ouvertement au consul de France, Benoît de Maillet, pour d'obscures raisons et parce qu'ils craignent pour leur commerce que des liens directs avec l'Éthiopie pourraient menacer. Sans oublier les manœuvres des Turcs qui sont les maîtres de l'Égypte et de leurs janissaires[16]... Un véritable panier de crabes, dirions-nous de nos jours !

Poncet quitte le Grand Caire, « *non pas sans beaucoup de peine, le dixième de juin 1698* ». À l'issue d'un périple terrestre éprouvant, Poncet arrive seul à Gondar, capitale de l'Abyssinie, le 21 juillet 1699, le père de Brévedent étant décédé en route, peu avant Gondar.

Poncet écrit qu'il a guéri le négus et son fils[17]. Revenu en Égypte en 1701, il rentre en France et est présenté à la cour de Louis XIV (1636-1715). Le roi lui fait un bon accueil et Poncet devient populaire. Le 3 mai 1702, il est reçu à l'Académie royale des Sciences. Mais la véracité de son voyage

---

15 Les franciscains sont l'ordre des frères mineurs qui date de 1221, créé sous l'impulsion de Saint-François d'Assise.

16 Les janissaires sont des esclaves du sultan qui avait sur eux droit de vie et de mort et de qui la fortune dépendait entièrement. Ils constituaient le noyau de son armée et sa garde rapprochée.

17 Ronald S. Love, « *A French Physician at the Court of Gondar : Poncet's Ethiopia in the 1690s* », *Proceedings of the Western Society for French History*, vol. 31, 2003, p. 103-124. State University of West Georgia.

en Éthiopie est contestée. Il se rend ensuite à Rome[18] où il est reçu en audience par le pape Clément XI (1640-1721).

À son retour au Caire, jugé sévèrement par le consul Benoît de Maillet, il tente de repartir en mission en Éthiopie avec un père jésuite, le père du Bernat, mais il est bloqué à Djedda. Il rejoint alors le comptoir français de la Compagnie des Indes orientales à Surate, en Inde, en 1702, puis s'établit en Perse, à Ispahan en 1706, où il se marie et décède en 1708.

Tout, ou presque, ayant été écrit sur le voyage de Poncet en Abyssinie, que peut bien apporter au lecteur ce nouvel ouvrage ?

Il s'agit ici d'une enquête de deux médecins spécialistes en médecine tropicale qui tentent d'identifier la nature exacte de la maladie dont souffraient le négus et l'un de ses fils. En termes médicaux, il s'agit d'établir rétrospectivement des hypothèses diagnostiques à la lumière des données acquises de la médecine, de l'épidémiologie des maladies dont la présence a été attestée en Éthiopie de manière irréfutable et de notre expérience professionnelle.

Tel est le pari de cet ouvrage. Sera-t-il réussi ? À vous de trancher.

---

18 Bonnet. *Note sur la relation manuscrite d'un voyage en Éthiopie offerte par Ch. Poncet au pape Clément XI.* Note sur la relation manuscrite d'un voyage en Éthiopie, offerte par Ch. Poncet au pape Clément XI. *Bulletin de géographie historique et descriptive*, 1895, n° 2, p. 296-301.

Géographie de l'Éthiopie

L'Éthiopie alterne hauts plateaux et basses terres périphériques.

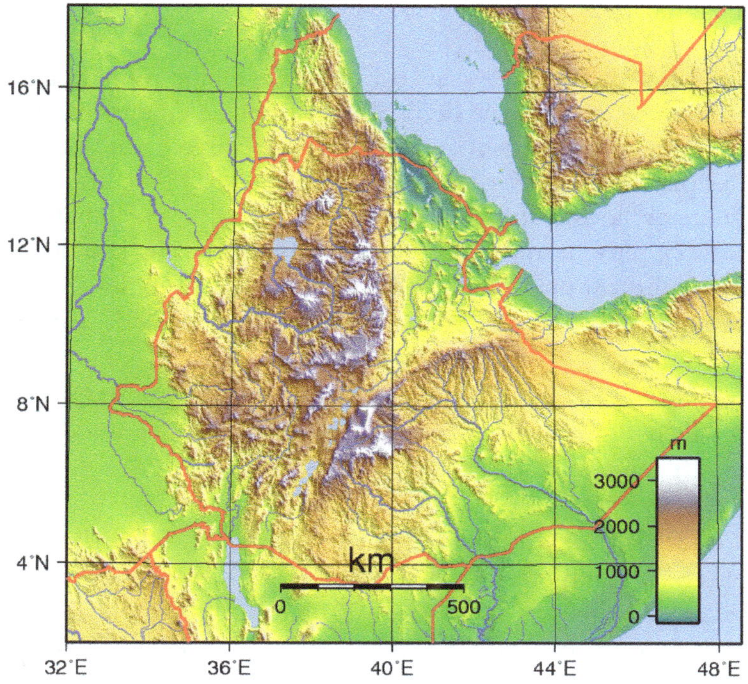

Figure 1 - Carte topographique de l'Éthiopie montrant les plateaux.

D'une superficie de quelque 1 137 000 km², l'Éthiopie actuelle se situe entre 3° N et 14° N, à équidistance de l'équateur et du tropique du Cancer. Située sur la partie africaine de la vallée du Grand Rift, abritant la dépression de l'Afar au point de rencontre de trois plaques tectoniques et drainant les principaux cours d'eau de la Corne de l'Afrique, l'Éthiopie dispose d'un environnement très diversifié. Le relief combine hauts plateaux (notamment le plateau central situé à une altitude variant entre 1 800 et 3 000 m), massifs et canyons escarpés,

régions volcaniques, savanes, zones désertiques et hautes plaines verdoyantes.
L'activité tectonique de la région est encore très forte, comme en témoignent de nombreux volcans en activité. Les sources d'eau bouillonnante et les geysers sont les marqueurs de ce magmatisme.

Les hauts plateaux abyssins forment une région montagneuse accidentée de la Corne de l'Afrique. Principalement situés en Éthiopie, ils s'étendent également en Érythrée et en Somalie. Ces plateaux sont formés d'une série de *trapps*[19], apparus il y a trente millions d'années. Ces régions d'altitude, au climat plus frais et plus humide que le reste du pays, sont propices à l'agriculture, notamment du caféier, et contiennent les sources de nombreux cours d'eau, ce qui leur vaut le nom de « toit de l'Afrique ».
Les hauts plateaux abyssins sont traversés en leur centre par la vallée du Grand Rift, ou rift est-africain, ou « grande faille est-africaine ».

Sur les plateaux, l'altitude varie entre 1 800 et 4 500 mètres ; le plus haut sommet, le Ras Dashan, atteint 4 550 mètres dans le massif du Simien, au nord de l'Éthiopie. L'altitude du Rift peut descendre jusqu'à 150 mètres sous le niveau de la mer.
Un grand nombre de cours d'eau sillonnent les hauts plateaux, dont le Nil Bleu qui s'écoule depuis le lac Tana de 3 000 km^2, situé à une altitude de 1 800 mètres. Ce lac a joué un grand rôle dans la consolidation de l'Empire chrétien d'Abyssinie, grâce notamment au Nil Bleu, barrière naturelle protectrice contre les invasions musulmanes.

[19] Trapps : vastes plateaux des étendues continentales, constitués d'épais dépôts de roches basaltiques.

L'Éthiopie est une ancienne grande contrée de l'Afrique orientale, bornée au nord par les déserts nubiens, au sud par les steppes somaliennes, à l'ouest par le bassin du Nil et à l'est par le désert Danakil et les rivages de la mer Rouge[20].
La dépression de Danakil, ou dépression d'Afar, ou triangle d'Afar, est une région de la Corne de l'Afrique qui comprend en partie l'Éthiopie, l'Érythrée et Djibouti. La mer Rouge est une mer intercontinentale bordée par l'océan Indien, d'environ 450 000 km². Les visées de conquête de l'Éthiopie par les Portugais la rendirent difficile d'accès, les musulmans ayant pris le dessus sur le plan commercial.

La frontière nord a été la Nubie. C'était une région s'étendant le long du Nil sur près de 400 km entre la première cataracte, au sud d'Assouan, et le confluent du Nil Bleu et du Nil Blanc. Vers l'an 350, la Nubie fut envahie par le royaume éthiopien d'Aksoum et trois nouveaux royaumes se formèrent : la Nobatie au nord, la Makurie ou royaume de Dongola au milieu, l'Alodie au sud. La Nubie était alors chrétienne et prêta allégeance en 719 à l'Église copte orthodoxe. Puis elle devint islamique. L'Égypte s'appropria l'extrême nord de la Nubie, laissant le sud du Dongola au royaume de Sennar, vers le XVIe siècle. Le sultanat de Sennar était une monarchie fondée en 1504 au nord-ouest de l'Éthiopie, et qui s'était convertie à l'islam.

La frontière sud se situe à la limite des plateaux abyssins sur une fraction de la vallée du Grand Rift, le lac Turkana de 6 405 km², long de 290 km et large de 32 km. Elle se poursuit vers l'est par l'Ogaden, région somalie au sud-est de l'Éthiopie qui s'étend sur 181 000 km².

---

20 Courtin E-M. *Encyclopédie moderne*, 1re éd., 1823, Abyssinie (géographie), pp. 123-134.

Le bassin du Nil constitue la frontière ouest. Le Nil Bleu prend naissance dans le lac Tana. Il s'écoule pendant environ 40 km vers le sud, puis vers l'ouest et le nord-ouest et rejoint le Nil Blanc à Khartoum[21]. La source du Nil Blanc se situe à Ruvyironza au Burundi.

Les frontières de l'Éthiopie ont varié au cours des siècles.

Le climat

Du fait de son positionnement en zone tropicale, de son relief et de sa proximité avec l'océan Indien, l'Éthiopie possède une large variété de climats. Seules les régions du sud-ouest jouissent d'un climat de type tropical, alors que les climats des autres zones sont influencés par l'altitude et la mousson de l'océan Indien. Le pays se décompose en six zones climatiques : alpine, tempérée subalpine, tropicale, tropicale de savane, semi-désertique et désertique.
Le cœur de l'Éthiopie historique – à savoir les plateaux du Nord et le Choa central – est soumis à des précipitations abondantes (moyenne annuelle supérieure à 1 000 mm) durant la mousson d'été (fin juin à fin septembre), suivies d'une saison sèche jusqu'en février. La mousson entre par le sud-ouest, se déverse sur les hauts plateaux et épargne les plaines du Danakil sur le versant est, au climat aride.
Outre les variations du climat en fonction de l'altitude, l'Éthiopie connaît trois principales saisons : l'hiver, ou saison froide, qui dure d'octobre à février et est suivie d'une période sèche qui, vers la mi-juin, laisse la place à la saison des pluies, qui est particulièrement intense en juillet et en août. Les précipitations atteignent plus de 1 000 mm dans la vallée du Nil.

---

21 Khartoum, actuelle capitale du Soudan, a été fondée en 1821, au nord de l'ancienne cité de Soba, située sur les rives du Nil Bleu, capitale du royaume d'Alodie qui atteignit son apogée entre les IXe et XIIe siècles.

La végétation

Conséquence de cette grande variété de climats et de reliefs, la végétation est extrêmement diversifiée, avec une très forte diversité génétique d'espèces particulières qui peuvent être identifiées comme la région d'origine de cette espèce. Dans les régions de très hautes altitudes (au-dessus de 3 800 m), seule subsiste une végétation de type alpin (lichen, bruyère). Plusieurs plantes sont caractéristiques de ces régions, notamment la lobélie géante *(Lobelia deckenii)*.

Dans les régions du cœur historique de l'Éthiopie – les hauts plateaux (2 400 m à 3 800 m) – le climat est plus tempéré, et le sol plus riche, permettant l'agriculture et la présence de forêts.

Note : l'Éthiopie a été connue des Français grâce en particulier à Antoine et Arnaud d'Abbadie[22] qui entreprirent l'exploration du pays, de 1837 à 1848, à la recherche des sources du Nil. Ils cartographièrent le pays et leurs relevés géodésiques produisirent des cartes d'une précision exceptionnelle. Le château d'Abbadia, à Hendaye, actuelle propriété de l'Académie des sciences, conserve les travaux scientifiques d'Antoine et Arnaud d'Abbadie.

Les provinces d'Éthiopie

Le nombre et les noms des provinces ont varié au cours des siècles.

La province de Bégemeder, ou province de Gondar, est une ancienne province qui s'étendait des environs du lac Tana vers le nord aux monts Simien. Gondar en était la ville principale. La province était le siège de plusieurs petites principautés indépendantes jusqu'au passage de la région sous contrôle impérial aux XVIe et XVIIe siècles. Elle fut ensuite le siège du

---

22 Arnauld d'Abbadie, *Douze ans dans la Haute-Éthiopie (Abyssinie)*, vol. 1, Paris, Hachette, 1868, 631 p. Lire en ligne sur *Gallica*. Suivi d'autres tomes.

gouvernement impérial. La ville de Gondar, qui porte le même nom que la province, était le siège du gouvernement.

C'est donc naturellement vers Gondar que va se diriger, à partir du Caire, Jacques-Charles Poncet dans le but de soigner et de guérir le négus d'Éthiopie.
La province du Tigré, citée dans le texte, est située au nord, jouxtant la frontière de l'Érythrée. Elle se caractérise par ses églises taillées dans le roc.

Une brève histoire de l'Éthiopie

L'origine de l'Éthiopie

L'origine de l'Éthiopie[23] est le royaume d'Aksoum, fondé au 1er siècle de notre ère, qui fut florissant jusqu'au VIIe siècle.

Il fut le premier État d'Afrique subsaharienne à adopter officiellement le christianisme vers l'an 350. Il créa sa propre écriture, le guèze[24] toujours en usage de nos jours. Le royaume d'Aksoum entra en déclin à la fin du VIe siècle, mis en concurrence avec les réseaux commerciaux musulmans de la mer Rouge.

En 1137, émergea le royaume de Zagwé avec pour capitale Roha, à 300 km d'Aksoum. Ce royaume continua à promouvoir le christianisme.

Un troisième royaume, le royaume médiéval d'Abyssinie, fut fondé par la dynastie salomonide vers 1270. Cette dynastie revendiquait une descendance directe du roi Salomon de Jérusalem, fils de David et de la reine de Saba. Le couple royal eut un fils, appelé Ménélik 1er, qui, adulte, se rendit à Jérusalem et revint à Aksoum avec l'Arche d'Alliance[25]. Il fonda la dynastie salomonide et fut le premier roi d'Éthiopie.

L'Empire éthiopien, aussi dénommé Abyssinie, fut construit par les rois salomonides qui utilisèrent plusieurs moyens pour étendre leur territoire : la guerre, la religion et la diplomatie.

---

[23] Joseph Ki Zerbo. *Histoire de l'Afrique*. Éditions Hatier, 1978, 729 p.

[24] Langue sémitique parlée en Éthiopie ancienne, et qui subsiste dans la liturgie de l'Église éthiopienne.

[25] Arche d'Alliance : relique sacrée centrale de la tradition judaïque mentionnée dans la Bible hébraïque comme un coffre construit selon les instructions divines données à Moïse sur le mont Sinaï.

Du XVIe au XIXe siècle, la contrée a connu une période difficile au cours de laquelle les troubles intérieurs et les guerres extérieures ont été traversés de temps à autre par une haute figure comme celle de l'empereur Iyasu 1er (empereur de 1682 à 1706), de la dynastie salomonide, que Jacques-Charles Poncet va aller soigner en Éthiopie.
L'Éthiopie est alors particulièrement prospère grâce à la fréquence des caravanes envoyées vers les ports de l'Érythrée, ou par le Sennar, vers l'Égypte. Iyasu 1er est le dernier souverain que connaît l'Éthiopie avant de tomber dans un siècle et demi de désordres.

En 1706, Iyasu 1er est obligé d'abdiquer en raison des intrigues de son deuxième fils Takla Haïmanot (1684-1708). Il se retire dans un monastère sur une île du lac Tana où il est assassiné, le 13 octobre 1706, sur ordre de son fils qui craignait le retour de son père sur le trône. Takla Haïmanot a été le négus de 1706 à 1708.
L'empereur Ménélik II (1844-1912) a été le dernier monarque de la dynastie salomonide.

Les Portugais en Éthiopie

Le premier Portugais à s'être rendu en Éthiopie est Pêro da Covilhã (1450-1528), diplomate et explorateur. Le roi du Portugal Jean II (1455-1495) envoie Pêro da Covilhã visiter l'Inde et le royaume du Prêtre Jean, qui est supposé être situé en Abyssinie. Il visite Calicut, Goa, revient au Caire et part en Éthiopie en 1494. Il y est bien accueilli par le négus Eskender (c'est-à-dire Alexandre) (1471-1494), qui est tué à la guerre peu après son arrivée. Pêro da Covilhã est contraint par le négus Naod (?-1508), oncle d'Eskender, de rester dans le pays, au motif qu'un étranger entré dans le pays n'a pas le droit d'en repartir. Il reçoit des terres et fonde une famille.
À la mort de Naod, il devient conseiller de la régente Eleni (? - 1522), mère d'Eskender et du futur nouveau négus. En 1509,

Eleni, qui exerce la régence pour le jeune Lebna Dengel, futur David II (1496-1540), envoie une ambassade au roi du Portugal afin d'informer les princes chrétiens d'Europe des menaces islamiques qui pèsent sur l'Empire éthiopien et d'obtenir leur assistance. Cette ambassade est dirigée par un certain Matewos (?-1520) un marchand d'origine arménienne, né au Caire, qui jouera par la suite un rôle clé dans le développement des relations entre l'Éthiopie et le Portugal.
Pêro da Covilhã finit ses jours en Éthiopie. Nous savons qu'il était encore en vie en 1525 puisqu'il transmettait alors de nombreuses informations à un autre voyageur, Rodrigo de Lima, qui séjourna en Éthiopie de 1520 à 1526.

Manuel Ier, roi du Portugal (1469-1521) et successeur de Jean II, envoie, en 1520, une ambassade dirigée par Rodrigo de Lima au négus David II. Dans cette ambassade se trouve Francisco Alvarez (1465-1540), un missionnaire chrétien et explorateur, qui y demeura six ans et publia, à son retour à Lisbonne, une relation de son voyage, traduite en français en 1556. Il s'agit du premier ouvrage qui ait fourni des détails précis sur l'Éthiopie.

João Bermudes (1500-1575), un médecin, participe à cette ambassade et reçoit la consécration épiscopale de l'Église copte éthiopienne, ce qui est accepté par l'empereur Claude d'Éthiopie (1522-1559), mais ce qui n'est pas reconnu par le pape Jules III (1487-1555).

Christophe de Gama (1516-1542), un militaire, fils de Vasco de Gama (1460-1524), prend la tête d'une armée portugaise lors d'une expédition en Éthiopie en 1541-1543, à la demande de Gelawdéwos d'Éthiopie - négus de 1540 à 1559 - contre l'armée de l'imam Ahmed Ibn Ibrahim Al-Ghazi (dit Ahmed Gragne[26]) (1506-1543). Ahmed Al-Ghazi avait mené la guerre

---

[26] « Gragne » = gaucher en amharique.

adalo-éthiopienne, opposant l'Empire éthiopien au sultanat d'Adal, un État de la Corne de l'Afrique qui a existé de 1415 à 1577. Il avait conquis l'Abyssinie à l'exception de quelques régions montagneuses.

Christophe de Gama remporta quatre batailles contre des forces largement plus nombreuses, avant d'être défait, capturé puis décapité. Cette expédition a néanmoins permis de sauver le royaume chrétien d'Éthiopie. En 1542, Ahmed Gragne est tué et la dynastie salomonide s'en trouve restaurée.

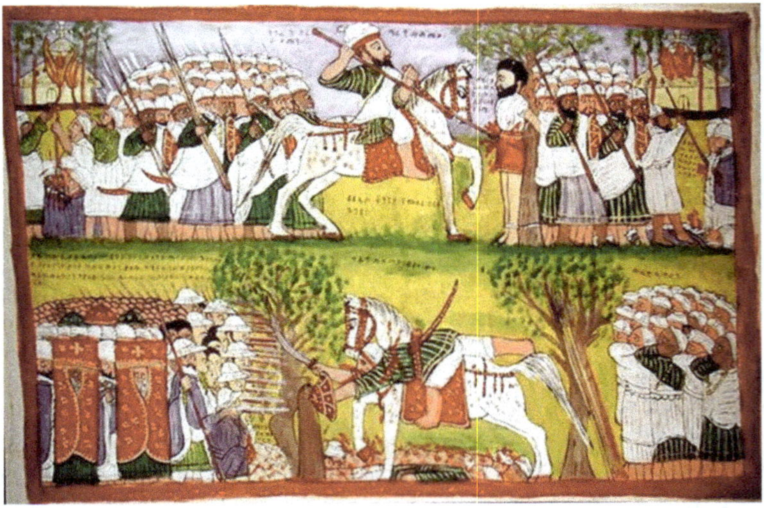

Figure 2 - Incendie d'une église et mise à mort du capitaine portugais Christophe de Gama par Ahmed Gragne (en haut).
Défaite et mort d'Ahmed Gragne (en bas).

Les religions en Éthiopie

Le christianisme

Frumence d'Aksoum (315-380) est le fondateur de l'Église chrétienne d'Éthiopie et le premier évêque d'Aksoum au IVe siècle. Le christianisme serait devenu la religion officielle du royaume d'Aksoum vers 332. Frumence se rend à Alexandrie pour y rencontrer l'archevêque Athanase (296-373), qui impose la divinité du Christ et qui est fêté à la fois par l'Église catholique et l'Église copte orthodoxe.

Eutychès (375-454) est un théologien dont la doctrine refuse d'envisager, dans le Christ, deux natures distinctes. Pour lui, il n'y a qu'une nature, la nature divine par laquelle a été absorbée la nature humaine « comme *une goutte d'eau par la mer* ».

Dioscore 1er d'Alexandrie (390-454) était le patriarche d'Alexandrie en 444. Il avait adopté dans un premier temps les positions d'Eutychès pour évoluer par la suite vers le miaphysisme[27] : soit une nature du Christ composée de deux natures, la divine et l'humaine. Il fut déposé au concile de Chalcédoine en 451. Sa déposition, qui fut refusée par la majorité de l'Église d'Alexandrie, fut à l'origine de la crise monophysite[28] apparue en réaction au nestorianisme[29].
La séparation entre l'Église catholique romaine et les Églises coptes orthodoxes d'Égypte, de Nubie et d'Éthiopie s'est produite à la suite du quatrième concile œcuménique, le

---

[27] Miaphysisme : dans l'unique personne de Jésus-Christ, la Divinité et l'Humanité sont unies en une ou une seule nature (« physis »), les deux étant unies sans séparation, sans confusion et sans altération.
[28] Monophysisme : doctrine christologique apparue au Ve siècle dans l'Empire romain d'Orient en réaction au nestorianisme. Elle affirme que le fils de Dieu n'a qu'une seule nature qui est divine et qui a absorbé sa nature humaine.
[29] Nestorianisme : doctrine christologique dite hérétique affirmant que deux hypostases, l'une divine, l'autre humaine, coexistent en Jésus-Christ.

concile de Chalcédoine (en 451), qui condamna la doctrine d'Eutychès selon laquelle le Christ n'aurait qu'une seule nature divine, la nature humaine étant « absorbée » par la nature divine.

À partir du XIIe siècle, les cartes européennes situent, à divers endroits d'Asie ou d'Afrique, le royaume du mythique « Prêtre Jean ». Selon la légende née pendant les croisades, il s'agirait d'un très puissant souverain d'Orient, maître d'un riche royaume chrétien, qui devait prêter main-forte aux chrétiens d'Europe dans la lutte contre les musulmans. On pense alors qu'il s'agit d'un khan mongol converti au christianisme. Au XIVe siècle, il est identifié avec le négus David II, souverain chrétien d'Éthiopie.

L'islam

L'islam est arrivé en Éthiopie au début du VIIe siècle. Des disciples de Mahomet (570-632) cherchèrent refuge dans le royaume d'Aksoum, où ils furent bien accueillis. Cette hospitalité protégea Aksoum des invasions musulmanes aux VIIe et VIIIe siècles. Cependant, l'avènement d'un pouvoir politique fort en Arabie a été sans doute l'une des causes de la disparition d'Aksoum, qui entra rapidement en conflit avec des entités musulmanes, en particulier vers la côte, où elles contrôlaient l'accès au commerce maritime. Au XIIIe siècle, les conflits devinrent plus importants entre États chrétiens et musulmans et faillirent faire disparaître le royaume chrétien au début du XVIe siècle.

Le judaïsme

L'origine des juifs d'Éthiopie - ou *Beta Israel* ou *Falasha* - est obscure. Selon leur tradition, ils descendent de la tribu de Dan, l'une des douze tribus d'Israël. Ils ont vécu pendant des siècles dans le nord de l'Éthiopie (Gondar, Tigré) où ils ont construit des États indépendants qui ont été détruits au XVIIe siècle par le pouvoir impérial. Ils sont alors devenus une minorité marginalisée, le plus souvent sans droit de posséder des terres. La grande famine et la prise du pouvoir par une junte de militaires procommunistes, à la suite de la révolution éthiopienne de 1974, ont pour effet de renforcer la judéité des *Beta Israel* qui furent persécutés et se réfugièrent dans l'est du Soudan voisin. Ils furent évacués en Israël, à partir de 1977, par un pont aérien organisé par les Israéliens lors des opérations *Brothers*, *Moïse* et *Salomon*. Le nom *Falasha* (amharique : « exilé », « errant », « sans terre »), est considéré comme péjoratif par les juifs éthiopiens. Depuis l'immigration en Israël, le terme *Beta Israel* tend à y être remplacé par l'expression « *juifs éthiopiens* » ou *Etiopim* (Éthiopiens). Avec les naissances, 148 700 Israéliens étaient d'origine éthiopienne à la fin de l'année 2017.

L'animisme

Les croyances traditionnelles animistes ont précédé le christianisme.

La mission jésuite d'Éthiopie

Il s'agit d'une initiative missionnaire des jésuites au XVe siècle. À la demande du pape Jules III (1487-1555), Ignace de Loyola (1491-1556) – l'un des fondateurs et premier supérieur général de la Compagnie de Jésus – envoie en Éthiopie en 1554 des jésuites en vue de ramener l'Église copte à l'union avec l'Église de Rome.

João Nunes Barreto (1519-1562) est le premier patriarche latin d'Éthiopie nommé en 1555 par le pape Jules III. Mais l'empereur Claude (empereur de 1540 à 1559), ne voulant pas se soumettre à l'autorité du pape, Nunes Barreto - ordonné évêque pour la mission d'Éthiopie - en repartit et resta à Goa.

Andrés de Oviedo (1518-1577) était l'auxiliaire et le co-adjuteur de Nunes Barreto. Ordonné évêque, il quitte Goa avec un groupe de cinq jésuites en 1557 et parvient au port d'Arquico en Éthiopie. Mais à l'empereur Claude a succédé son frère Menas (empereur de 1559 à 1563), lequel interdit aux jésuites de prêcher la foi catholique. À la mort de Nunes Barreto à Goa, Oviedo devient officiellement le patriarche latin d'Éthiopie. Il y restera jusqu'à sa mort.

Pedro Páez (1564-1622). Jésuite espagnol, ordonné prêtre en 1580, quitte Goa en 1590, le roi Philippe 1er du Portugal (1527-1598) ayant ordonné en 1589 au vice-roi de Goa de préparer une nouvelle ambassade et mission en Éthiopie. Il est fait prisonnier par les Turcs et réduit en esclavage. Libéré en 1596, il repart en 1602 pour l'Éthiopie, rencontre l'empereur Susneyos (empereur de 1604 à 1632), qui exprime son souhait de devenir catholique et écrit au pape Grégoire XV (1554-1623) de lui envoyer un patriarche. Pedro Páez meurt à Gondar en 1622.

Afonso Mendes (1579-1656) est nommé patriarche latin d'Éthiopie en 1622. Il part de Goa en 1624. Il arrive en Éthiopie en 1625 ; il est reçu par l'empereur Susneyos, converti publiquement au catholicisme. Mais, contrevenant aux instructions d'Ignace de Loyola, il prend des dispositions allant à l'encontre des coutumes religieuses anciennes et vénérées du peuple copte éthiopien, ce qui entraîne un soulèvement populaire réprimé dans le sang.

Fasiladas (empereur de 1632 à 1667), fils de Susneyos, expulse les jésuites ou les remet entre les mains des Turcs. Libéré, Afonso Mendes revient à Goa en 1635.
D'autres jésuites, dont Jeronimo Lobo (1595-1678), ont œuvré pour la réunion de l'Église copte éthiopienne avec l'Église de Rome, mais sans succès[30].

Jeronimo Lobo (1595-1678) entre chez les jésuites en 1609. Après une première tentative, il part de Lisbonne en 1622 et arrive à Cochin, sur la côte de Malabar, puis à Goa. Après un premier échec pour gagner l'Abyssinie, il passe le cap de Bab-el-Mandeb, détroit de la mer Rouge reliant celle-ci au golfe d'Aden.

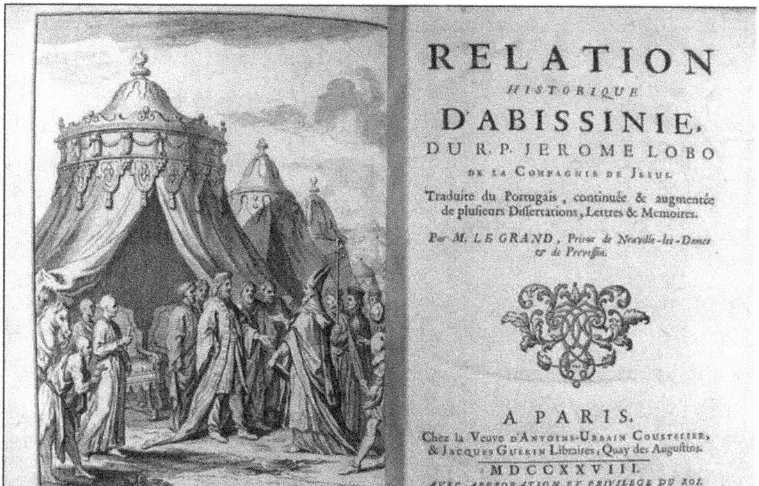

Figure 3 - La rencontre entre l'empereur d'Abyssinie et le patriarche Mendes.

30 P. Chaix. *Voyages du P. Jérôme Lobo et des jésuites en Abyssinie.* Le Globe. Revue genevoise de géographie. 1888, 27, pp. 35-47.

Il est accompagné du patriarche Mendes et de plusieurs jésuites qui sont faits prisonniers par le roi du Danakil. Il s'agit d'un petit royaume aride et peu peuplé gouverné par un musulman qui reconnaît une certaine vassalité à l'empereur d'Éthiopie. Libérés, les jésuites arrivent le 21 juin 1625 au monastère de Fremona, sur le plateau abyssin, dans la région du Tigré. Créé en 1566, ce monastère est la résidence la plus ancienne des jésuites d'Éthiopie, nommée Fremona en mémoire de Saint-Frumence.

Jeronimo Lobo a laissé une relation de son séjour en Éthiopie où il décrit l'Empire abyssin et son peuple. Il a fait plusieurs voyages dans le pays.

Il accompagna le vice-roi du Tigré dans une expédition lointaine à la recherche des restes mortels du héros portugais Christophe de Gama, qui avait succombé dans une bataille livrée près des montagnes du Simien. Le corps avait été protégé car recouvert de pierres. Jeronimo Lobo rapatria à Fremona les restes de Gama, ainsi que son casque. Puis, le tout fut envoyé aux Indes.

Jeronimo Lobo accompagna l'empereur Susenyos en 1627 aux sources du Nil Bleu que le père Pedro Pàez avait découvertes neuf ans plus tôt. Il était lié à l'empereur, devenu catholique romain, qui abdiqua en 1632. L'empereur Fasilidas (1603-1667), qui lui succéda, chrétien copte, expulsa les jésuites qui gagnèrent difficilement Diu, en Inde.

Les relations de Jeronimo Lobo avec le patriarche Mendes sont résumées dans ce qu'écrit Gérard Geist[31] dans son livre *Moi, Jérôme Lobo* : « *Il représentait pour moi ce que l'Église peut*

---

[31] Geist G. *Moi, Jeronimo Lobo ou le voyage extraordinaire d'un jésuite en Abyssinie au XVIIe siècle*. L'Harmattan, 2019, 311 p.

produire à la fois de plus solide et de plus fermé, de plus convaincu et de plus étranger aux réalités qui l'entourent ».

La fin de la mission et l'expulsion des jésuites se situent en 1633. La mission a été un échec complet et se termine avec la mort du dernier jésuite resté en semi-exil dans le pays en 1663.

Ces échecs des jésuites expliquent que le père de Brévedent, jésuite, s'était déguisé en bédouin pour se rendre en Éthiopie en compagnie de Jacques-Charles Poncet, médecin, parti en 1698 soigner l'empereur d'Éthiopie Iyasu 1er.

Le voyage aller du Caire, capitale de l'Égypte, à Gondar, capitale de l'Éthiopie

Les noms des villes et des villages menant d'Égypte en Éthiopie ont changé depuis la fin du XVIIe siècle.
Poncet part du Caire, capitale de l'Égypte et ville de la Basse-Égypte, le 10 juin 1698, en embarquant sur le Nil à Boulak, port principal du Caire.
La région autour de la ville du Caire a été longtemps un centre majeur de l'Égypte antique grâce à sa situation stratégique en amont du delta du Nil. L'Égypte est alors sous domination ottomane (1517-1798), mais jouit d'une forte autonomie vis-à-vis de Constantinople.
Outre Hadji-Ali, le caravanier, Poncet est accompagné de Charles-François Xavier de Brévedent, jésuite, qui voyage incognito, déguisé en bédouin sous le nom de Yusuf, et se fait passer pour son assistant.

Le voyage vers la Haute-Égypte, qui prenait habituellement cinq jours lorsque l'eau du Nil était abondante et les vents favorables, demanda près de 15 jours. Arrivé à Manfelout le 23 juin, Poncet doit y attendre plusieurs mois que se forme une caravane avant de continuer son périple. La chaleur est si pénible depuis dix heures du matin jusqu'au coucher du soleil que Poncet est sur le point de renoncer et de retourner au Caire, quand il reçoit un paquet de lettres de M. de Maillet – le consul de France au Caire – qui l'incite à poursuivre pour la religion catholique, pour le roi de France et pour Dieu. Il se remet en route le 24 septembre 1698.

Poncet parvient à Assiout (Syout en copte), ville de la Haute-Égypte, sur la rive occidentale du Nil, située à environ 320 km au sud du Caire. De par sa situation au centre d'une vaste plaine très fertile, Syout était le point de départ des routes de caravanes quittant le Nil et conduisant en Nubie. Poncet est appelé à Syout pour soigner la fille d'un chérif[32] qu'il guérit. Il passe le Nil sur un pont de pierres, le seul que Poncet a vu sur le Nil.

L'Égypte s'était approprié l'extrême nord de la région, laissant le sud du Dongola au royaume de Sennar, vers le XVIe siècle. Le 2 octobre 1698, Poncet arrive dans le désert de Nubie qui commence à la frontière sud de la Haute-Égypte, à partir de la première cataracte, et s'enfonce vers le sud jusqu'au confluent du Nil Blanc et du Nil Bleu (NDLR : l'actuelle ville de Khartoum, capitale du Soudan).

La caravane est régie par deux responsables : le chef qui règle les problèmes qui peuvent survenir entre les voyageurs, et le conducteur qui commande la marche en battant sur une petite timbale. La caravane part tous les matins trois ou quatre heures avant le lever du jour ; elle marche jusqu'à midi, s'arrête une demi-heure sans décharger les chameaux, puis continue la marche jusqu'à trois ou quatre heures de nuit (NDLR : comprendre 15 ou 16 heures), puis tout le monde s'arrête et campe dans le même ordre qu'il était le jour du départ, afin d'éviter les disputes entre les voyageurs.

Le 6 octobre 1698, Poncet parvient à Al Waha ou Helua, d'où il part vers les oasis d'Al Shabb et de Selyma. À Helua, qui est une grosse bourgade, il y a un grand nombre de jardins, de palmiers, de ruisseaux et toujours de la verdure. Le séné, plante aux propriétés laxatives, y pousse en abondance, ainsi que la coloquinte, une plante médicinale utilisée pour ses vertus purgatives. Poncet y remarque un gros arbre qui produit des fleurs bleues qui forment une espèce de ballon rempli d'un coton fort blanc. La racine de cet arbre est utilisée en infusion dans toutes les maladies.

---

32 Chérif : noble, descendant du Prophète.

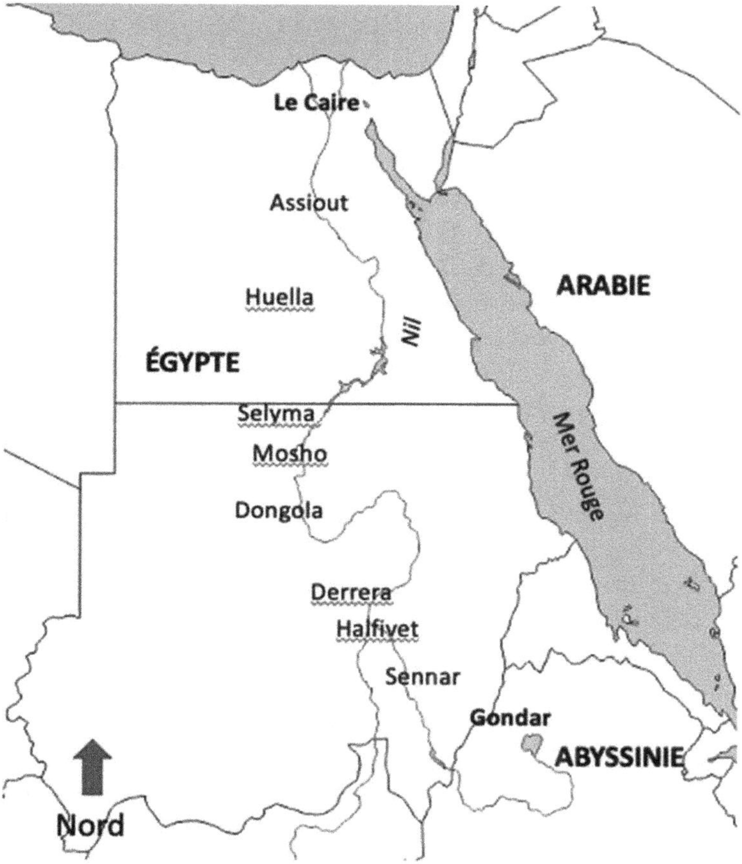

Figure 4 - Carte du voyage aller de Jacques-Charles Poncet.

Le 21 octobre 1698, la caravane arrive à l'oasis de Selyma. Pour gagner Selyma, ce ne sont que des montagnes de sable. On n'y voit ni oiseaux, ni bêtes sauvages, ni herbes, ni même de mouches. La chaleur y est extraordinaire. Il faut adapter la nourriture et l'eau des chameaux, des ânes et des mulets de la caravane à la température extérieure. Mais les nuits sont très froides, d'où le risque pour le voyageur de diarrhées et de dysenteries.

Le 26 octobre 1698, la caravane arrive à Mosho (ou Macho), grosse bourgade située sur le Nil, qui a été fondée en 1504 et qui est sous la dépendance du roi du Sennar. La caravane progresse à petites journées de Mosho à Dongola dans un pays vidé de ses habitants, avec des campagnes non cultivées. La contrée avait été dévastée par une épidémie de peste bubonique[33] en 1696. Cette épidémie a été contemporaine d'une crue excessive du Nil, qui a provoqué une hausse du prix du blé et une disette sévère. Les chroniqueurs mentionnent que l'épidémie a commencé à Alexandrie et à Rosette[34] et a rapidement gagné Le Caire, puis la Haute-Égypte. Poncet écrit : « *De ce mal contagieux, j'en puis parler savamment, car je m'étais exposé au service des pestiférés* ». Poncet était alors médecin au Caire.

Le 23 novembre 1698, la caravane arrive dans le royaume de Dongola, qui s'étend le long du Nil, de la troisième cataracte à un endroit situé entre la cinquième et la sixième cataracte[35]. Le royaume de Dongola est aussi appelé Makurie. C'est l'un des trois royaumes nubiens : la Makurie, la Nobatie, l'Alodie. La ville de Dongola-le-Vieux, sur le Nil, est une ville importante de la Nubie médiévale, fondée au Ve siècle. Elle fut la capitale de la Makurie jusqu'au XIVe siècle. Avec l'arrivée du christianisme au milieu du VIe siècle, plusieurs églises y ont été construites. La ville déclina entre le XIIIe et le XIVe siècle, attaquée par les Arabes. Le roi et les habitants devinrent alors

---

[33] La peste bubonique est la forme la plus fréquente de peste en milieu naturel. Elle fait le plus souvent suite à l'infection par la morsure de puces infectées provenant d'un rat ou autre petit mammifère. Causée par la bactérie *Yersinia pestis*, elle a grandement affecté l'Europe et l'Afrique.

[34] Rosette est une ville portuaire dans le delta du Nil. Après l'annexion de l'Égypte par les Ottomans en 1515, Rosette est devenu le port principal du pays qui reliait l'Égypte à la Turquie ottomane et à tous les États qui dépendaient d'Istanbul.

[35] Les cataractes du Nil sont des rapides dus à des encombrements rocheux dans le lit du Nil. Au nombre de six, elles rendent difficile et dangereuse, en certains endroits, la navigation sur le fleuve, mais sans toutefois l'interrompre.

mahométans. Poncet décrit la ville comme située sur les versants d'une colline sablonneuse.

Le roi du Dongola reçut Poncet à manger, mais à une table séparée de la table royale. Il eut un entretien seul à seul avec Poncet sur la religion. Poncet écrit : « *On commença à m'estimer tant pour la religion que pour la médecine* », ce qui est en faveur de ses positions sur la religion, car, en ce qui concerne la médecine, il donne ses soins avec succès à plusieurs malades atteints d'affections diverses, dont les écrouelles, la gangrène... Le roi voulut d'ailleurs le retenir en qualité de son médecin personnel.

Le 6 janvier 1699, la caravane quitte Dongola, passe à Korti et gagne le désert de Bayuda, qui se situe dans la boucle du Nil entre les 4e et 6e cataractes. Deux principaux oueds traversent ce désert avant de rejoindre le Nil. On rencontre dans ce désert, de temps à autre, des arbres et des herbes.

Le 23 janvier 1699, le premier village rencontré à la sortie du désert après cinq jours de marche est Derrera, sur les bords du Nil. C'est le pays appelé Beladella, le pays de Dieu, planté de belles forêts d'acacias qui sont de grands arbres chargés de fleurs de couleur bleu et jaune.

C'est à Guerri, de l'autre côté du Nil, que se trouve le gouverneur dont le rôle principal est de s'assurer qu'il n'y a personne atteint de la petite vérole (variole) qui, dans le pays de Sennar, fait le même ravage que la peste dans les autres pays.
Le Nil Bleu et le Nil Blanc se rejoignent à Halfyet où parvient la caravane le 1er février 1699.
Poncet décrit le pays qui est beau, bien arrosé par des puits à roues qui sont tournées par des bœufs.

Le 21 mars 1699, Poncet arrive au sultanat Funi de Sennar, où il va séjourner près de trois mois. Le nom de Funi vient du groupe ethnique de cette dynastie du Sennar. Le peuple Funi

régna de 1504 à 1821. Le sultanat de Sennar était une monarchie qui a atteint son apogée à la fin du XVIIe siècle.
La capitale en est Sennar ou Sannar, sur le Nil Bleu. La ville est située au carrefour de nombreuses routes commerciales.
Le souverain est le sultan Badi III (1692-1716). En 1699, le sultanat de Sennar et l'Éthiopie étaient en paix, après une guerre menée en 1618 et en 1619.
Sous le règne de Badi III, la capitale, prospère et cosmopolite, est décrite comme étant presque la plus grande ville commerciale de toute l'Afrique. Le sultanat fait le commerce des esclaves vers l'Égypte. L'islam en est la religion. La foi chrétienne continue cependant d'exister.

Le 12 mai 1699, Poncet part de Sennar vers l'Abyssinie.

Le 9 juillet 1699, le père de Brévedent décède à Bako, à une demi-journée de marche de Gondar. Voici ce que Poncet écrit sur lui : « *Je n'ai pas connu d'homme plus intrépide et plus courageux dans les périls, plus ferme lorsqu'il fallait soutenir les intérêts de la religion, joignant à cela une certaine modestie qui faisait goûter ses paroles. Aussi, plusieurs religieux*[36] *du pays qui furent présents à sa mort en furent si édifiés qu'ils conservent encore un très grand respect pour sa mémoire. Ce fut le 9 juillet, à 3 heures du soir, qu'il mourut.*
Le lendemain au matin, les religieux de ce lieu vinrent prendre le corps. Ils avaient leurs habits de cérémonie et chacun une croix de fer à la main. Ils firent les prières pour les morts et les encensements accoutumés, et portèrent son corps eux-mêmes dans une église dédiée à la Sainte-Vierge où il fut inhumé ».

Poncet n'a exprimé aucune opinion sur les motivations des religieux coptes, si ce n'est qu'il a noté leur compassion. Poncet ajoute : « *La douleur et la maladie ne me permirent de partir*

---

36 Il s'agit des religieux coptes, qui étaient moins naïfs que ne le croyaient les Français quant à l'identité sacerdotale du père de Brévedent.

de Bako que le 21, et j'arrivai le soir, encore malade, à Gondar, capitale d'Abyssinie ».

Pourquoi le père de Brévedent, un jésuite qui avait été préféré à un capucin, accompagnait-il Jacques-Charles Poncet en Éthiopie alors que les jésuites avaient été expulsés du pays ?

Fort de ses talents multiples en sciences, en langues, en particulier en arabe et en langue éthiopienne, et de ses connaissances en médecine, le père de Brévedent devait jouer auprès de Poncet le rôle d'interprète et d'assistant dans l'exercice de la médecine.

Il lui avait été confié la tâche d'observer la situation religieuse de l'Éthiopie. Il voyageait travesti en bédouin et il devait se faire passer pour Yusuf, le serviteur de Poncet. La France, par la décision de son consul au Caire agissant sur ordre, avait pris le risque qu'il fût reconnu et qu'il fît échouer la mission de Jacques-Charles Poncet, qui était d'aller soigner le négus.

La réception de Charles Poncet par le négus

Ce n'est que le 11 juillet 1699 que l'état de santé de Poncet lui permit d'achever, toujours malade, le court trajet qui le séparait de Gondar. Soit treize mois après son départ du Caire.

Gondar est alors la capitale de l'Éthiopie, située au nord-est du lac Tana, dans l'ancienne province de Bégemeder ou province de Gondar.

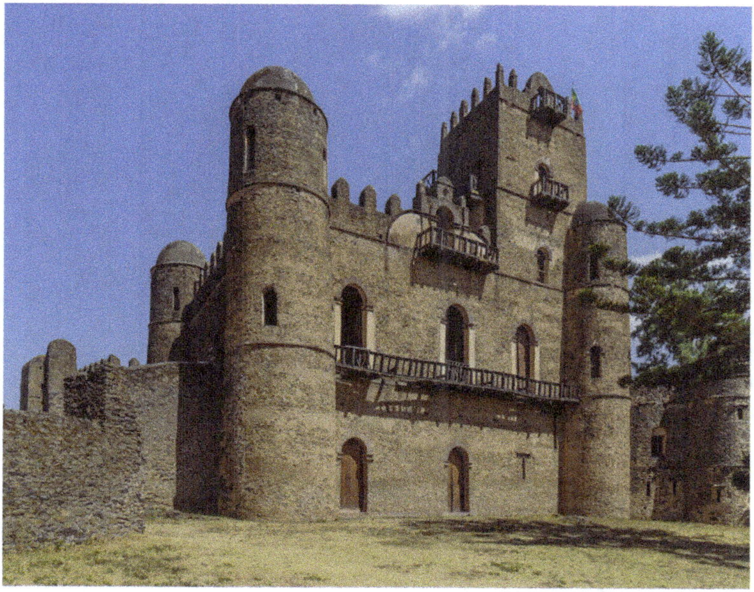

Figure 5 - Château du négus Fasiladas, fondateur de la ville de Gondar.

Gondar avait été fondée par le négus Fasiladas (empereur de 1632 à 1667) en 1635, qui a édifié un palais en pierre et en mortier au nord du lac Tana, puis par le négus Yohannès 1er

d'Éthiopie[37] qui fit construire le pavillon de la chancellerie, la bibliothèque et l'église de Saint-Antoine.
Poncet est reçu dans le palais du négus qui se situe dans le Fasil Ghebbi. Poncet va séjourner pendant plus de neuf mois dans l'entourage du négus Iyasu 1er qui avait accédé au trône en 1682.

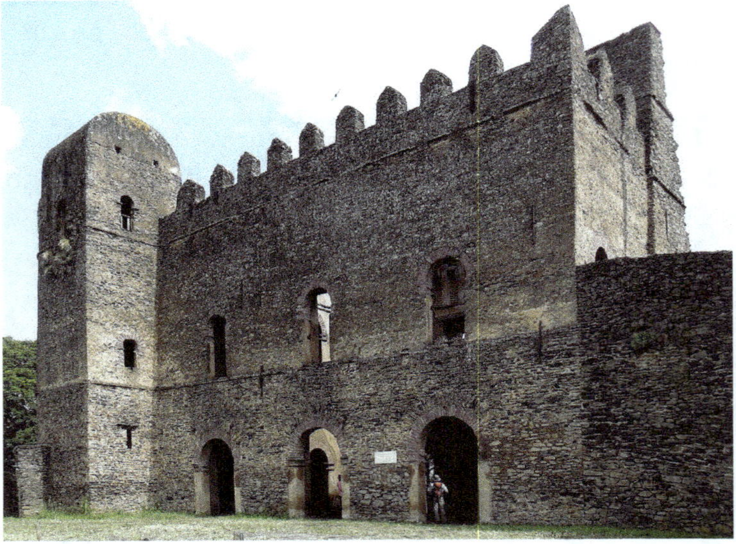

Figure 6 - Palais d'Iyasu dans le Fasil Ghebbi à Gondar.

L'enceinte royale (*de Fasil : roi et Ghebi : rempart en amharique*) a été fondée au XVIIe siècle par l'empereur Fasiladas (1632-1667), puis agrandie par ses successeurs. Cette ville-forteresse cernée de remparts a abrité le centre du gouvernement éthiopien jusqu'en 1864. L'enceinte comprenait une vingtaine de palais, de bâtiments royaux, d'églises richement décorées, de monastères et des bâtiments publics et privés, inspirés du

---

[37] Yohannès, dit le Juste, fut négus de 1667 à 1682, sous le nom d'Alaf Sagad. Son règne a été marqué par des expéditions dirigées contre les Agew (Agao) du sud du lac Tana dont il détruisit les temples et les idoles et contre le Lasta, une province historique du centre nord de l'Éthiopie.

style baroque introduit par les missionnaires jésuites. Percée de douze portes, l'enceinte s'étendait sur une superficie d'environ sept hectares. Au sud était Adababay, la place de Gondar, où se faisaient les proclamations impériales, les revues des troupes, les exécutions publiques. C'était également la place du marché.
Voici comment Poncet a décrit la réception du négus, dans son palais[38]. Nous reproduisons son récit intégralement et les diverses étapes de la réception.

Le négus attend patiemment que Poncet récupère de son long périple.

« Le roi eut la bonté d'ordonner qu'on me fît descendre dans le palais, où on m'avait destiné un logement près de l'appartement d'un de ses fils. Il me donna toutes les marques de bonté qu'on peut donner. Il me témoigna la part qu'il prenait à la mort de mon compagnon, dont je n'étais pas remis. Il m'en fit un éloge très noble. Il semblait qu'il avait lui-même perdu beaucoup en cela. Selon le rapport qu'on lui avait déjà fait, il voulut que je me reposasse ; aussi, je ne fus pas, de quelque temps, en état d'agir. Il avait la bonté de venir tous les jours à cet appartement, par une galerie secrète, pour me voir. Il donna ses ordres pour me fournir tout ce que je souhaitais et régla les domestiques destinés à mon service. Enfin, il n'oublia rien pour me faire oublier toutes les peines d'un long et pénible voyage que j'ai fait, cependant, avec les agréments qu'on le peut faire, et que rien ne pourra m'obliger à refaire, que les ordres du ciel et ceux de mon prince, car nulle vie humaine ne peut m'obliger à l'entreprendre de nouveau, trouvant mes forces fort diminuées dans ce temps-là ».

La santé de Poncet s'améliore et le négus lui donne une audience publique.

---

[38] Poncet (Jacques-Charles) *: Relation de mon voyage d'Éthiopie, 1698-1701. Op. cit.*

« Le dixième d'août, je me trouvais un peu plus soulagé car les grands soins qu'on avait de me donner tous les soulagements nécessaires, et, quoique je ne fusse pas entièrement guéri, cependant le roi me voulut faire l'honneur de me donner une audience publique. Vers les 10 heures du matin, on vint donc me prendre dans mon appartement, et on me fit passer par plus de vingt appartements avant que d'arriver dans la salle où le roi était assis sur son trône. Le trône est une espèce de canapé dont les pieds sont d'or et couverts d'un tapis ou drap à fleurs d'or sur un fond de damas[39] *rouge. Il y a tout autour de grands coussins brodés d'or ».*

« Le roi est seul dans toute la grandeur de cette alcôve. Les grands de sa cour étaient au-dehors, chacun selon son rang, tout droit, les mains croisées l'une sur l'autre, avec une modestie et un respect extraordinaires ; et un silence comme des statues placées en ordre. Le roi avait la tête nue, les cheveux bien peignés et tressés, et au-dessus du front une grande et belle émeraude fort éclatante, attachée par un poinçon dans ses cheveux. Il avait une veste de soie à manches fort larges, brodée d'or, et un caleçon fin, aussi de soie. Cette veste est une espèce d'écharpe brodée d'or. Il était sur cette espèce de lit, les pieds croisés à l'orientale ».

Poncet présente sa lettre de créance au négus.

« Je fis trois profondes révérences, étant arrivé auprès du trône ; ensuite, je m'approchai pour lui baiser la main. Les autres, qu'il ne veut pas trop distinguer, baisèrent trois fois la tête, et les pieds et les mains du roi. Je lui présentai la lettre dont j'étais chargé de la part de monsieur de Maillet, consul de France au Caire. Il fit interpréter la lettre sur-le-champ et m'en témoigna beaucoup de satisfaction. Après quoi, il m'interrogea sur plusieurs choses, sur la santé du Roi, sur l'état de la maison royale, sur les forces du royaume et les négoces, à quoi je tâchais de lui répondre de la manière qu'un Français peut le faire, éloigné de quatre mille lieues de la France et qui est encore plus pénétré de la grandeur de la France que de toute la grandeur des autres princes, qui ne paraît rien comparé à ce que nous voyions de nos propres yeux dans notre pays ».

---

[39] Damas : étoffe de soie, monochrome.

Poncet offre des présents au négus.

« Après avoir satisfait à ses demandes, on fit apporter les présents de miroirs, tableaux, cristaux, verreries et autres choses qu'on avait préparées à la hâte et qui ne laissèrent pas cependant d'être bien reçues et fort estimées dans un pays où les gens, tout spirituels qu'ils sont, n'ayant pas les arts, sans habiles maîtres, ne peuvent rien faire de semblable. Le roi me fit asseoir, me voyant fort faible, et me fit apporter la collation. Ce prince me parut avoir un génie excellent pour les arts, car je vis à ses demandes qu'il pénétrait fort avant, et pour peu que l'on lui explique les choses, il les concevait d'abord, aussi a-t-il une inclination extraordinaire d'avoir des ouvriers français pour instruire ses peuples qui pourraient fort bien réussir s'ils étaient un peu instruits ; après l'audience, qui dura fort longtemps, je me retirai dans le même ordre ».

Charles Poncet consulte secrètement le négus : but ultime de son long périple.

« Le lendemain, le roi m'envoya prendre et dans cette audience secrète, il m'exposa sa maladie et celle d'un des princes, ses enfants. »

Quelques hypothèses diagnostiques sur la mystérieuse maladie du négus

La maladie du négus et de son fils, « une *espèce de scorbut qui menaçait de dégénérer en lèpre* », n'a pas été dévoilée par Jacques-Charles Poncet dans son livre. Peut-être parce qu'il s'agissait d'une maladie honteuse pour un roi, peut-être parce que Poncet lui-même ne connaissait pas précisément cette maladie, mais aussi afin de respecter le serment d'Hippocrate qui oblige tout médecin au secret médical.

La description de la maladie

Tout d'abord, résumons ce que nous en savons d'après les écrits de Poncet et d'Amédée de Caix de Saint-Aymour[40].

Il est question d'« une *espèce de scorbut qui menaçait de dégénérer en lèpre* » ; d'une « *maladie commune dans ces régions* » ; de la guérison de la même maladie que celle du négus qu'avait présentée le caravanier Hadj-Ali à Poncet au Caire ; d'une brève description de la maladie du roi au moment du départ de Hadji-Ali au Caire, qui est en faveur d'une manière de lèpre : « *Comme il allait prendre congé du Roi qui se trouvait dans ses jardins avec ses vizirs, ce Prince les congédia et, tirant Agy-Aly à l'écart, il lui découvrit un de ses bras et une cuisse tous deux travaillés d'une manière de lèpre, lui défendit d'en parler à personne et le chargea de ne rien oublier pour lui ramener du Caire un médecin français* » ; et du caractère chronique de la maladie. Il s'agissait bien d'une maladie évoluant au long cours car le caravanier avait eu le temps de faire un aller-retour de Gondar au Caire, soit une durée d'au moins dix-huit mois, alors que la maladie du négus et de son fils était toujours présente à son retour. Enfin, il s'agissait d'une maladie récidivante, car Poncet dit avoir guéri le négus, mais la maladie

[40] Amédée de Caix de Saint-Aymour. *Op. cit.*

a récidivé par la suite[41], l'obligeant à suivre des cures thermales pour se soulager, dans les îlots d'Entons au sud du lac Tana.

D'emblée, plusieurs interrogations s'imposent.

À cette époque lointaine, pouvait-on espérer guérir un patient de la lèpre, sinon par un miracle ou bien en traitant avec succès une maladie qui n'était pas, à proprement parler, celle que nous dénommons lèpre actuellement ?

Ensuite, nous avons l'immense avantage de pouvoir bénéficier des données acquises de la science, trois siècles après l'intervention de Poncet auprès du négus, ainsi que des données épidémiologiques sur les pathologies actuellement présentes en Éthiopie, pour poursuivre notre raisonnement.

S'agissait-il du scorbut ?

Si le scorbut de mer n'est apparu qu'à la fin du XVe siècle lors de l'expédition de Vasco de Gama (1460-1524) à Calicut en Inde, le scorbut de terre était connu dès le Moyen Âge au cours des croisades[42].
L'atteinte des gencives, qui deviennent spongieuses, inflammatoires et saignantes avec une haleine fétide, puis des pétéchies[43] et des ecchymoses qui apparaissent sur la peau, est facilement identifiable[44]. Le scorbut, qui est dû à la carence en vitamine C, guérit par l'apport d'agrumes et d'aliments

---

[41] La rechute est évoquée dans la note 91 de la page 103 du livre : *Relation de mon voyage d'Éthiopie, 1698-1701 d'Éric Poix*. Cette note fait référence au livre *Les îles de la découverte* de Claire Bosc-Tiessé (Édition de la Sorbonne, 2009, p. 179.

[42] Une croisade au Moyen-Âge était une expédition militaire bénie par la papauté, visant principalement à sécuriser ou à reconquérir les lieux saints de la chrétienté en Terre sainte, en premier Jérusalem et le Saint-Sépulcre.

[43] Les pétéchies sont *dues à l'infiltration de sang sous la peau.*

[44] Berche P. L'histoire du scorbut. *Revue de Biologie Médicale*, 2019, 34, 49-59.

d'origine végétale, ou bien ne se déclare pas si l'alimentation en est suffisamment riche.
Les agrumes, citrons, oranges, auraient été introduits en Éthiopie au cours de la période médiévale grâce aux échanges commerciaux. Les agrumes seraient originaires d'Asie du Sud-Est et se seraient propagés vers l'ouest par les routes commerciales. Les marchands islamiques, entre le VIIe et le XVe siècle, ont également contribué à la dissémination des agrumes en Afrique. Le contact avec les Portugais au XVIe siècle aurait renforcé la culture des agrumes en Éthiopie. Rappelons que cent grammes de zeste de citron contiennent 129 mg de vitamine C et que cent grammes d'orange en contiennent 53 mg.

Les aliments d'origine végétale contribuent à l'apport de vitamine C. Il en est ainsi du *teff*, qui est une plante à fleurs monocotylédones et qui est originaire des hauts plateaux d'Éthiopie où elle constitue l'ingrédient de base de l'injera (sorte de crêpe) et de la bière *tella*[45]. Le *teff* contient 88 mg de vitamine C pour 100 grammes de *teff* cuit.

Les agrumes et les aliments d'origine végétale riches en vitamine C faisaient partie des plats traditionnels éthiopiens sur la table du négus. Il est donc hautement improbable que des membres de la famille royale d'Éthiopie aient souffert d'un déficit en vitamine C et de sa conséquence, le scorbut, ce qui ne permet pas de retenir le diagnostic de scorbut de terre. Pas plus que la durée d'évolution de la maladie qui s'est étalée sur plusieurs années : le temps d'aller quérir Poncet au Caire et pour ce dernier de faire le voyage jusqu'à Gondar. Le scorbut aurait immanquablement emporté le négus et son fils

---

[45] La tella ou talla, est une bière traditionnelle originaire d'Éthiopie, habituellement faite de grains de teff, d'orge ou plus rarement de maïs ou de sorgho, et parfumée avec des feuilles de gesho, sorte de houblon local. La tella non filtrée contient de 2 à 4 % d'alcool.

en moins de temps, car il décimait un équipage en quelques mois.

Enfin, en 1912, le Dr E. Mérab, médecin particulier de S.M. le négus Ménélik II (1844-1913), a publié un livre intitulé « *Médecins et Médecine en Éthiopie. Généralités, pathologie médicale et chirurgicale et accouchements* » dans lequel il décrit les différentes maladies sévissant dans son pays[46]. Il précise que le scorbut est inexistant dans ce pays, compte tenu de l'alimentation de ses habitants.

S'agissait-il de la lèpre dans sa forme tuberculoïde ?

Citons pour mémoire la *Tsaraath,* terme utilisé dans la Bible pour décrire diverses conditions rituellement impures de la peau humaine, mais aussi des vêtements et des murs des maisons. *Tsaraath* est fréquemment traduit par le mot lèpre. C'est au Moyen Âge que le mot lèpre a été employé par les premiers traducteurs de la Bible pour le mot Tsaraath, qui avait perdu sa signification primitive d'affection cutanée superficielle bénigne.

Nous savons que la lèpre sévissait en Inde et en Chine avant le premier millénaire avant J.-C. La lèpre était décrite en Inde comme un mal contagieux qui se transmettait par contact avec un lépreux ou avec des objets dont il s'est servi. En Chine, la lèpre était mentionnée dans les plus anciens traités médicaux qui rapportaient une maladie qui tuméfie les chairs et les ulcère[47].

---

[46] *Médecins et médecine en Éthiopie, pathologie chirurgicale et accouchements, médecins étrangers en Éthiopie.* Par le Docteur Mérab, médecin particulier du négus Ménélik II. Paris. Vigot Frères, Éditeurs, 23, Place de l'École-de-Médecine, 1912.

[47] Berche P. Histoire de la lèpre. *Revue de Biologie Médicale*, 2019, 35, 51-61.

Il est admis que la lèpre était connue en Mésopotamie dès le IIe millénaire avant notre ère. Elle se retrouve dans un texte babylonien divinatoire : *« Si la peau d'un homme présente des taches blanches ou est parsemée de nodosités, un tel homme est rejeté par son Dieu et doit l'être par la société ».*

Rufus d'Éphèse, médecin grec (80-150), écrit : « Les *symptômes consistent en bosselures livides et noires, ressemblant surtout à des ecchymoses ; les unes siègent sur la face, d'autres aux bras, d'autres encore aux jambes ; il s'en développe beaucoup aussi au dos, à la poitrine et au ventre ; d'abord ces bosselures ne sont pas ulcérées, plus tard elles s'ulcèrent aussi de la manière la plus hideuse* ». Selon Galien (130-201), médecin grec, la lèpre sévissait à Alexandrie.

Dans l'Antiquité et au Moyen Âge, on croyait fermement (et avec raison) à la contagiosité de la lèpre, d'où les premières léproseries fondées aux Ve et VIe siècles en Europe afin d'isoler les lépreux de la société et de diminuer leur nombre en réduisant la contagion. Il s'en est suivi le déclin de la lèpre en Europe.

Dès le haut Moyen Âge, les symptômes majeurs de la lèpre maladie étaient connus en référence aux textes de l'Antiquité. La lèpre la plus facile à identifier, parce que la plus apparente sur le visage, était la forme lépromateuse. En effet, c'était le premier élément que l'on voyait de loin ou que le lépreux dissimulait entièrement sous une capuche très évocatrice.

Le premier traité de léprologie scientifique a été publié en 1847 par un médecin norvégien, Daniel Danielsen (1815-1894). La lèpre était alors considérée comme une maladie héréditaire. Gerhard Hansen (1841-1912), autre médecin norvégien, assistant et gendre de Danielsen, qui avait la conviction que la lèpre était une maladie contagieuse, découvrit en 1869 dans les ganglions de lépreux des « masses granulaires jaunâtres », qu'il retrouva en 1873 dans des nodules cutanés. L'identification par Hansen de *Mycobacterium leprae* (ou bacille de Hansen) est une date marquante de la bactériologie, cette nouvelle science n'étant encore en 1873 que dans l'enfance. Ce n'est, en effet, qu'en 1882 que Koch mit en évidence le bacille tuberculeux et qu'Eberth identifia celui de la fièvre typhoïde.

L'une des principales caractéristiques de *Mycobacterium leprae (M. leprae)* est qu'il n'a jamais pu être cultivé sur milieu artificiel, d'où l'importance de l'inoculation aux animaux sensibles à l'infection lépreuse expérimentale : la souris et le tatou à neuf bandes[48].

Récemment, l'histoire de la lèpre a bénéficié de l'étude du génome de *M. leprae.* L'origine de la lèpre serait l'Afrique de l'Est, qui avait des relations commerciales maritimes avec le Moyen-Orient et l'Inde de la haute Antiquité[49]. Il a été ainsi possible de reconstituer le cheminement de la maladie[50]. En faveur de cette hypothèse vient aussi le fait que les autochtones africains présentent un fort pourcentage de formes tuberculoïdes, relativement résistantes et peu contagieuses, suggérant l'existence d'un très ancien foyer endémique de lèpre et leur habituation au bacille de la lèpre.

L'Éthiopie a été considérablement affectée depuis l'époque ancienne par la lèpre, ce que rapporte Francisco Alvarez (1465-1540), un missionnaire chrétien et explorateur portugais, qui vécut six ans en Éthiopie entre 1515 et 1520.

---

[48] Aubry P. *Mycobacterium leprae. Bactériologie clinique*, Éditions Eska, 2019, 55 ; 853-856.
[49] Pedrotti V. La lèpre, actrice de la construction de l'empire éthiopien au XXe siècle. *Études rurales*, 1971/2016, 93-112.
[50] Monot M, Honoré N, Garnier T, et al. On the origin of leprosy. *Science* 2005, 308 ; 1040-1042.

Conscients que la maladie persistait dans de nombreux pays, les membres du Congrès de Berlin[51] de 1897 ont préconisé l'isolement comme le meilleur procédé prophylactique. C'est dans ce contexte que la première léproserie éthiopienne a vu le jour à Harar en 1901, sous le nom de Saint-Antoine, prise en charge par les missionnaires capucins.

Revenons sur la brève description de la maladie du négus au moment du départ de Hadji-Ali au Caire, qui est en faveur de la lèpre : « *Comme il allait prendre congé du roi, qui se trouvait dans ses jardins avec ses vizirs, ce prince les congédia et, tirant Agy-Aly à l'écart, il lui découvrit un de ses bras et une cuisse, tous deux travaillés d'une manière de lèpre, lui défendit d'en parler à personne et le chargea de ne rien oublier pour lui ramener, du Caire, un médecin français* ».

Il existe deux formes clinico-biologiques de lèpre : la lèpre tuberculoïde et la lèpre lépromateuse. Lorsque, dans une population donnée, le taux d'endémicité de la lèpre est supérieur ou égal à 0,5 cas pour 1 000 personnes, ce qui était probablement le cas en Éthiopie, toute la population est exposée à la lèpre. Après un contact prolongé avec *M. leprae*, une grande majorité des individus développe une immunité efficace sans expression clinique (c'est-à-dire sans développer la maladie), tandis que moins de 5 % des individus vont présenter un large spectre de manifestations cliniques avec les deux formes de lèpre précédemment citées, la lèpre indéterminée n'étant qu'une forme clinique transitoire entre les deux.
En effet, les différentes formes de lèpre sont déterminées par les réponses immunitaires sous-jacentes d'un individu à *M. leprae*.

---

[51] Aubry P. Le premier congrès international de léprologie : la conférence de Berlin de 1897. *Le Bulletin de l'Association des Léprologues de Langue Française*, 2022, 10, 45-47.

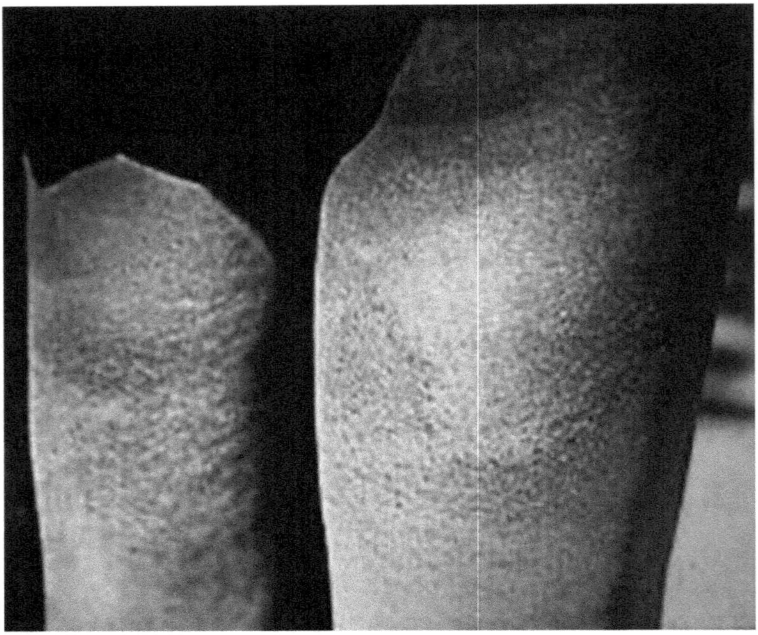

Figure 7 - Lèpre tuberculoïde sur les membres inférieurs.

Dans la forme tuberculoïde, les patients ont une réponse immunitaire cellulaire vigoureuse vis-à-vis de *M. leprae* qui limite la maladie à quelques lésions cutanées bien délimitées et à quelques troncs nerveux.

Dans la forme lépromateuse, les patients n'ont pas développé d'immunité cellulaire spécifique. En conséquence, il existe une prolifération bacillaire incontrôlée avec de nombreuses lésions et une infiltration inflammatoire de la peau et des nerfs.

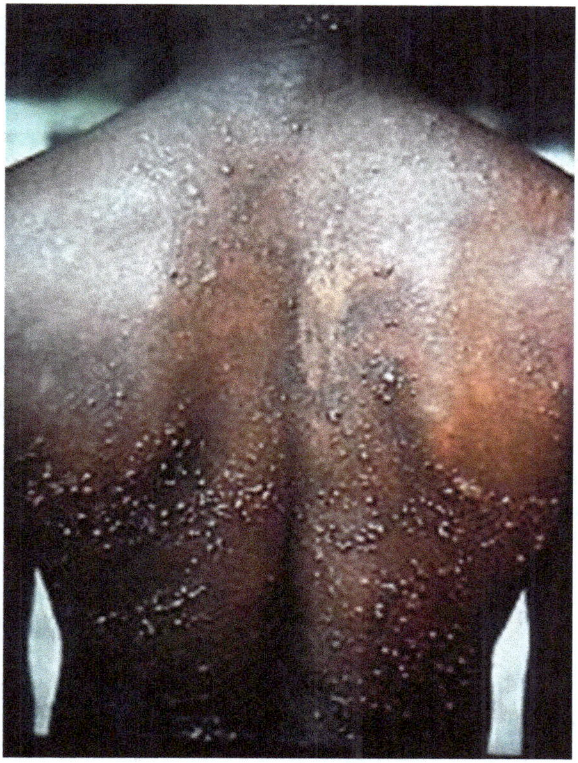

Figure 8 - Lèpre lépromateuse dans le dos.

Il reste que pour retenir le diagnostic de la lèpre chez le négus et son fils, il faudrait d'abord avoir éliminé les nombreuses autres maladies ressemblant à la lèpre, faute à l'époque de diagnostics bactériologique et anatomo-pathologique de certitude.

Or, en raison des nombreuses formes de présentation de la lèpre, le diagnostic différentiel actuel avec la lèpre tuberculoïde se poserait avec les eczématides achromiantes, le granulome annulaire, l'érythème annulaire, les dermatophytes et la sarcoïdose annulaire. Le diagnostic différentiel actuel avec la lèpre lépromateuse se poserait avec le pityriasis versicolor, l'hypomélanose post-inflammatoire, les sarcoïdoses hypochromiques et papulonodulaires, le sarcome de Kaposi, la syphilis, et les lymphomes et leucémies cutanés.

À l'époque de Poncet, le seul traitement de la lèpre reposait sur les plantes médicinales. Au cours des siècles, quatre plantes médicinales ont été utilisées : *Centella asiatica* (hydrocotyle asiatique ou Gotu Kola), *Hydrocorpus wightiana* (arbre à chaulmoogra), *Bauhinia variegata* (Bauhinia), Azadirachta *indica* (Neem).

Ces traitements à base de plantes contre la lèpre résident dans leur capacité à combattre la maladie par plusieurs mécanismes : l'affaiblissement des défenses bactériennes, le renforcement des réponses immunitaires, la promotion de la cicatrisation, les effets anti-inflammatoires.

Parmi ces quatre plantes médicinales, retenons-en deux dont Poncet aurait pu avoir la connaissance et l'expérience :

L'hydrocotyle asiatique qui a longtemps servi à soigner la lèpre. Il s'agit d'une plante herbacée vivace, grimpante, à feuilles réniformes (50 cm de haut) de la pharmacopée ayurvédique. En Inde, l'hydrocotyle asiatique soigne de nombreuses maladies, notamment la lèpre. Les principaux constituants sont des saponites triterpéniques, des alcaloïdes et des principes amers. Les principaux effets sont cicatrisant, tonique, anti-inflammatoire, sédatif, vasodilatateur périphérique. Cette plante est utilisée par voie cutanée comme une pommade, ou par voie orale.

L'arbre à chaulmoogra est un arbre allant jusqu'à 10 mètres de haut dans les forêts tropicales en Inde. L'huile des grains du chaulmoogra a été largement utilisée dans la médecine traditionnelle indienne ayurvédique, ainsi qu'en médecine traditionnelle chinoise pour le traitement de la lèpre. Le chaulmoogra n'a fait son entrée dans la médecine occidentale qu'au XIXe

siècle. L'huile contient des acides gras. L'ingrédient qui semble produire une activité antimicrobienne est l'acide hydnocarpique, un composé lipophile. L'huile de chaulmoogra était appliquée localement ou par voie orale.

L'hypothèse de l'amélioration de la lèpre sous sa forme tuberculoïde ayant atteint le négus et traitée par l'hydrocotyle asiatique ou par l'huile des grains de chaulmoogra est donc plausible, car le négus ne présentait pas de lésions visibles – en particulier du visage – lorsqu'il était habillé et ne vivait pas reclus, n'ayant pas de stigmates socialement trop gênants de la lèpre, si lèpre il y avait… Il ne présentait que quelques lésions sur un bras et une cuisse, ce qui aurait pu témoigner d'une réponse immunitaire cellulaire vigoureuse vis-à-vis de *M. leprae*, laquelle limitait sa maladie à quelques lésions cutanées bien délimitées.

Quant à son fils dont nous ne connaissons rien, aucune hypothèse ne peut être formulée.

De nos jours, la lèpre est une maladie curable. Le traitement actuellement recommandé par l'OMS repose sur une polychimiothérapie de trois médicaments (dapsone, rifampicine, clofazimine). Dans un but de simplification, l'OMS recommande ce même traitement, d'une durée de six ou douze mois, selon le type de lèpre (23 janvier 2026).

S'agissait-il de la syphilis dans sa phase secondaire ?

Parmi ces maladies, dont beaucoup n'étaient pas connues au XVIIe siècle, envisageons la syphilis, une infection sexuellement transmissible.

Selon la croyance populaire, la syphilis aurait été introduite pour la première fois en Éthiopie par les Portugais[52] au XVIe siècle et se serait largement répandue au cours des siècles suivants par l'intermédiaire des marchands ambulants, ainsi que des soldats lors des campagnes militaires lorsqu'ils prenaient des « épouses temporaires ». Les nombreux bains médicinaux datant des XVIIe et XVIIIe siècles construits à Gondar, alors capitale, témoignent des premiers signes de la maladie. Les bains étaient l'un des remèdes recommandés pour les patients souffrant de cette affection.

La syphilis secondaire se caractérise par son polymorphisme clinique car elle peut mimer toutes sortes de dermatoses comme la lèpre (roséole, syphilides...). Elle survient en moyenne trois mois après le rapport sexuel contaminant et se caractérise par la survenue de plusieurs éruptions cutanéo-muqueuses entrecoupées de phases asymptomatiques de quelques semaines ou mois, qui, en l'absence de reconnaissance et de traitement, peuvent se poursuivre pendant une à deux années en général. Elle correspond à la dissémination du tréponème (agent causal de la syphilis) à tout l'organisme. Il existe donc une « disparition » spontanée des lésions cutanées, puis une réapparition, puis une nouvelle disparition.

---

[52] *Pankhurst R. Old-time Ethiopian cures for syphilis, seventeenth to twentieth centuries. J Hist Med Allied Sci. 1975;30(3):199–216. doi : 10.1093/jhmas/XXX.3.199.*

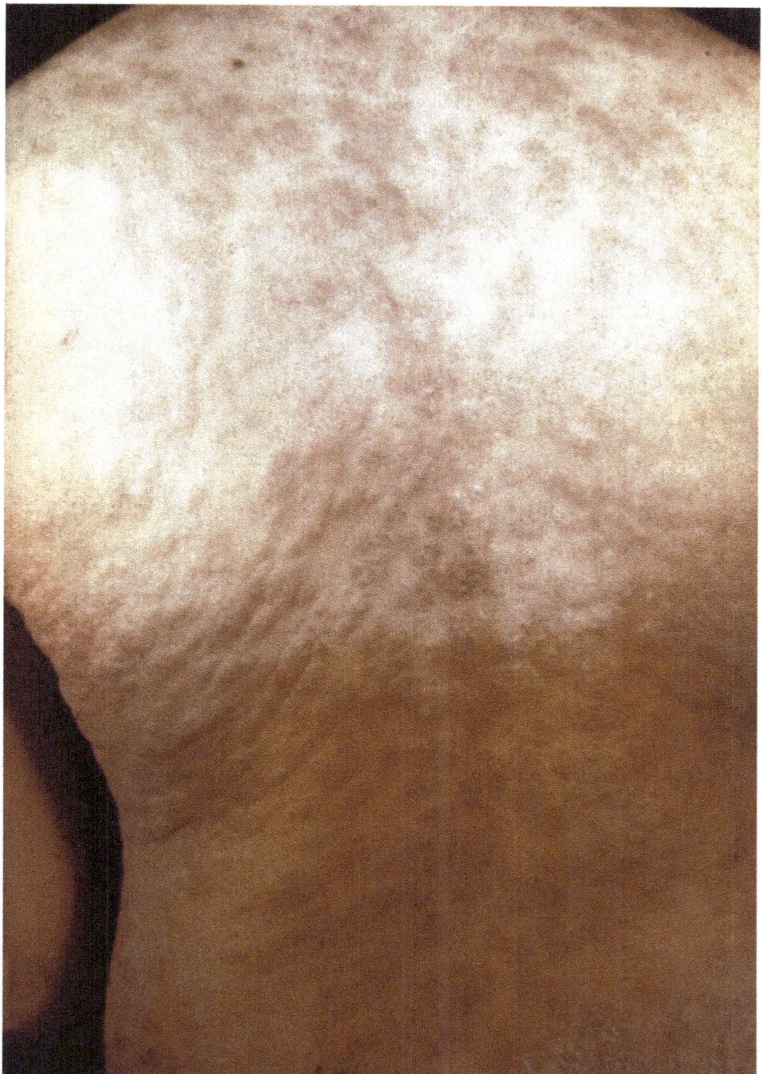

Figure 9 - Lésions syphilitiques dorsales lors d'une syphilis secondaire.

Dans le détail, « ces lésions sont variées et trompeuses, car elles prennent divers aspects[53] :

- Une roséole (ou roséole syphilitique). Des petites taches roses de 5 à 15 mm sont dispersées sur le tronc de la personne infectée et disparaissent en moins de 10 jours ;
- des syphilides papuleuses. Les papules caractérisant le stade secondaire sont des formations en relief de couleur cuivrée. Elles ne démangent pas et sont contagieuses lorsqu'elles sont ulcérées. Elles peuvent être présentes sur le visage, les membres et le tronc, les plantes des pieds, les paumes des mains, les organes génitaux ;
- d'autres lésions qui rendent le diagnostic difficile : formes d'acné, de dermatite séborrhéique, d'alopécie (perte de cheveux) en plaques, de perlèches (inflammations cutanées localisées aux commissures des lèvres), etc.

L'hypothèse de la syphilis secondaire ayant atteint le négus est donc plausible.

S'agissait-il de la leishmaniose cutanée ?

Un autre diagnostic doit être évoqué : la leishmaniose cutanée. Il s'agit d'une maladie parasitaire dont l'histoire remonte à plus de 2 500 ans. Au Xe siècle, des médecins arabes comme Al-Boukhari (810-870) ont décrit cette affection cutanée et Avicenne (980-1037) a suggéré que la piqûre d'un insecte était impliquée dans sa transmission. Or, la leishmaniose cutanée existe bel et bien en Éthiopie[54].

La leishmaniose cutanée provoque des lésions cutanées chroniques allant de nodules à des ulcères qui peuvent persister

---

53 Symptômes et diagnostic de la syphilis – Assurance maladie.

54 Van Henten S., Andriensen W., AkuFFo H. *et al. Cutaneous leishmania due to Leishmania aethiopica.* eClinical Medicine 2019 Janv 8: 69-81. doi ; 10, 1016/j.eclinm. 2018.12.09.

pendant des mois, voire des années, mais finissent par guérir en laissant des cicatrices. Une lésion cutanée bien délimitée apparaît au niveau de la morsure du phlébotome[55], habituellement en quelques semaines à quelques mois. Des lésions multiples peuvent apparaître après plusieurs piqûres infectantes ou en cas de dissémination. Leur aspect est variable. La lésion initiale est souvent une papule ou une plaque nodulaire qui s'étend lentement, s'ulcère au centre et développe une bordure surélevée et érythémateuse. Les lésions cicatrisent spontanément après quelques mois. Elles laissent une cicatrice déprimée, semblable à une brûlure.

La lésion unique ou les lésions multiples peuvent être aisément confondues avec la lèpre tuberculoïde. C'est ainsi que vers 1960, des cas graves de leishmaniose cutanée, initialement mal diagnostiqués comme une lèpre lépromateuse, ont été décrits dans les régions autour de Dessie (nord-est de l'Éthiopie) et de Dembidollo (sud-ouest de l'Éthiopie). Ces cas ont ensuite été classés comme leishmaniose cutanée diffuse[56].

Les rares publications contemporaines disponibles indiquent que la leishmaniose cutanée commence généralement à guérir après un an. Néanmoins, il existe une grande diversité dans la durée de la maladie, car un sous-ensemble des patients connaît une croissance continue qui peut durer des décennies et se manifeste principalement par la leishmaniose cutanée diffuse.

---

[55] Le parasite *Leishmania aethiopica* est l'espèce responsable de la LC en Éthiopie qui est rapportée entre 1 600 et 2 650 m d'altitude. Or, Gondar, où résidait le négus se situe à une altitude de 2 139 m. L'agent vecteur est le phlébotome ou mouche des sables, dont la femelle se nourrit de sang.
[56] Dassoni F, Abele Z; Naafs B, Morrone A. Cutaneous and mucocutaneous leishmaniasis resembling border-tuberculoid leprosy: a new clinical presentation. Case report. *Acta Derm Venereol.* 2013 Janv :03(1): 74-7.

De plus, une forme de leishmaniose cutanée, décrite en Éthiopie, guérit spontanément puis récidive[57].
L'évolution spontanée vers la guérison est l'élément clinique qui différencie leishmaniose cutanée et lèpre, même si des récidives de leishmaniose cutanée sont décrites.

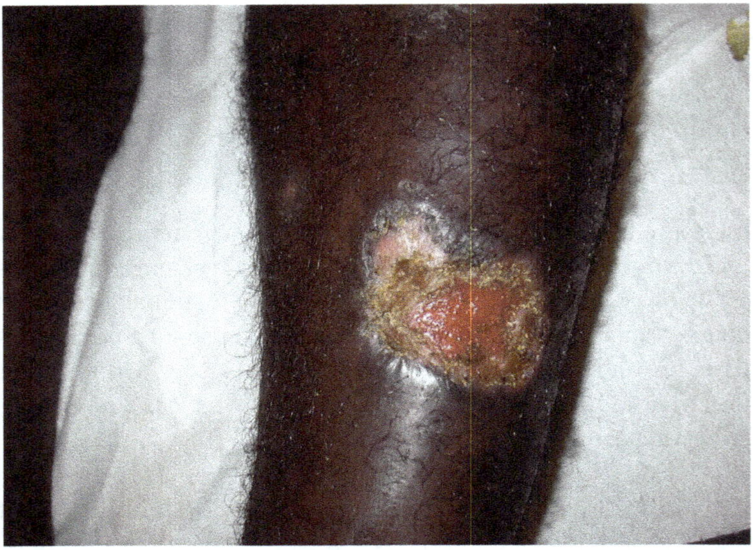

Figure 10 - Leishmaniose cutanée :
Guyane française, Saint-Laurent-du-Maroni.

L'hypothèse de la leishmaniose cutanée ayant atteint le négus est donc plausible.

Rendons la parole à Jacques-Charles Poncet : « Je *fus assez heureux d'être béni de la main du souverain maître pour les guérir en peu de temps l'un et l'autre*[58] ».

[57] Dassoni F, Daba F, Naafs B, Morrone A. Leishmaniasis recidivans in Ethiopia: cutaneous and mucocutaneous features. *J Infect Dev Ctries*, 2017, 11 (1) : 106-110.
[58] Il s'agit du père et du fils.

Nous savons que le négus n'est pas décédé de cette maladie, mais a été assassiné par un de ses fils après un coup d'État.

Finalement, que retenir comme diagnostic de la maladie du négus ? Certainement pas le scorbut. La lèpre sous sa forme tuberculoïde, la syphilis ou la leishmaniose cutanée ? Une combinaison de plusieurs de ces maladies ?

Autant de questions qui resteront sans autres réponses que ces hypothèses formulées plusieurs siècles après la courageuse intervention de Poncet, qui brava la mort pour aller soigner le négus d'Éthiopie.

Les remèdes dont disposait Poncet

Poncet avait apporté avec lui une caisse de remèdes chimiques dans des bouteilles qu'il présente comme étant le résultat de son travail de six ou sept ans au Caire. Il a appris au négus la composition d'une manière de bézoard[59], dont il dit s'être servi avec un succès extraordinaire pour traiter les fièvres quartes, doubles, tierces, intermittentes.

Poncet dit avoir donné sa caisse de remèdes au négus, qui valait plus de 4 000 écus et qui contenait des esprits, des sels et des essences. Il souligne que pour voyager en Éthiopie en qualité de médecin, il ne faut se servir que de remèdes

[59] Le bézoard (du persan signifiant « qui protège du poison ») est un corps étranger formé de matières non ou partiellement digérées qui se trouvent dans le tractus gastro-intestinal des humains ou des animaux ruminants (en particulier l'oryx, le bouquetin, la vache ou la chèvre). Le bézoard était considérés comme un antidote.

chimiques, car les électuaires[60] et les sirops se délitent en raison de la chaleur. Par contre, les esprits et les essences se conservent malgré la chaleur.

[60] L'électuaire est une forme pâteuse de médicament, associant jusqu'à plus d'une centaine de substances supposées actives et administrée par voie orale. Il faisait partie de la « polypharmacie » médiévale dont la thériaque fut la plus célèbre.

À Gondar

Établie comme capitale de l'Éthiopie en 1636, la ville était stratégiquement située dans les montagnes, à l'intersection de trois grandes routes caravanières vers le Sennar, l'Égypte et la mer Rouge[61]. C'était donc une ville d'une importance commerciale et économique considérable. Le commerce était « *vif et les coins d'or pur estampillés de l'image de l'Empereur et le sel gemme formé en minces lingots utilisés pour la petite monnaie étaient les moyens d'échange* ».

Culminant à 2 100 mètres d'altitude, Gondar était à la fois un centre religieux important et le siège du gouvernement royal. Il comprenait une centaine d'églises, dont le métropolite *Tina Christos* (Église de la Résurrection) près de laquelle le patriarche éthiopien vivait dans une résidence spéciale.

Parmi les églises, l'église orthodoxe Debré Berhan Sélassié, « Mont de la lumière de la Trinité », est un bâtiment de 27 m de long et de 7,40 m de large, entouré d'un déambulatoire couvert de 2,30 m de large. Elle aurait été consacrée en 1694 sous le règne d'Iyasu 1er.

Elle est célèbre pour ses magnifiques fresques du XVIIe siècle qui ornent ses murs et son plafond. L'une des plus belles peintures représente des anges aux visages ronds, uniques dans l'art éthiopien.

Le palais impérial d'Iyasu 1er dominait la ville. Poncet a été impressionné par sa taille et la richesse de son décor. Il était situé au centre de Gondar sur une falaise qui surplombait la campagne environnante.

---

61 Le système de classification climatique Köppen définit son climat comme subtropical humide en limite de montagnes subtropicales.

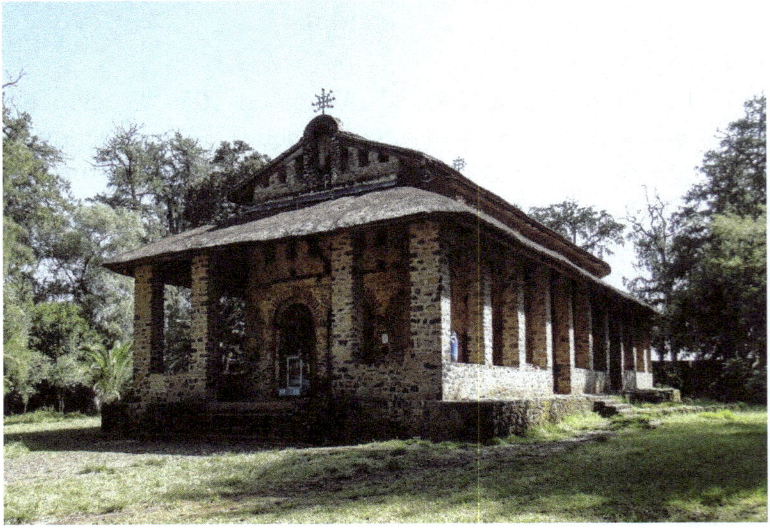

Figure 11 - Église Debré Berhan Sélassié, Gondar, Éthiopie.

Ses hauts murs extérieurs étaient flanqués de tours, chacune ornée d'une grande croix. En plus de la résidence royale, le palais abritait quatre chapelles desservies par cent prêtres et un collège où l'on enseignait aux officiers du palais à lire les Saintes Écritures.
Tout proche se situait l'ancien palais du négus Fasiladas, empereur de 1632 à 1667.

Dispersées parmi les habitations indigènes circulaires avec leurs toits coniques en chaume, se trouvaient des maisons construites à la mode européenne par d'anciens résidents portugais ou des pères jésuites.

Depuis 1668, la population de la capitale était ségréguée selon sa profession religieuse. Les musulmans, les catholiques, les

Falashas[62] (Juifs noirs) étaient interdits de vivre parmi les chrétiens orthodoxes par décret royal[63].

Pour Poncet, cette loi était injuste envers les musulmans, les plus nombreux après les chrétiens orthodoxes, alors qu'ils contrôlaient le commerce et une grande partie de la richesse marchande. Chrétiens orthodoxes et musulmans vivaient dans des quartiers séparés. Aucun chrétien ne pouvait entrer au service d'un musulman. Comme insulte suprême, quand un Éthiopien rencontrait un musulman, il le saluait de la main gauche, ce qui est une marque de mépris total.

Quant à la société éthiopienne dominante, elle était organisée selon une structure féodale. À sa tête régnait le négus, dont le domaine, en 1699, était selon Poncet un ensemble de provinces maintenues ensemble par un attachement fanatique à la foi copte et une haine des étrangers. Poncet a noté l'énorme pouvoir de l'Église orthodoxe dans la société éthiopienne. L'autorité du patriarche sur le clergé indigène était absolue et parfois menaçante pour la Couronne royale. Seul le patriarche pouvait consacrer de nouveaux prêtres, parfois dix mille à la fois d'où, écrit Poncet : « *On peut juger de leur grand nombre* ».

Poncet poursuit : « *Le roi voulut que j'aille le voir et me remit même quelques présents, de ceux que je lui avais faits pour les porter à ce patriarche, afin que la civilité que je ferais le mît dans mon parti et qu'il ménageât dans la suite les Français, car c'est ce que j'avais à faire particulièrement afin que les missionnaires fussent mieux reçus [...]. Le roi, par politique, avait exigé ce devoir, car je connus dans la suite qu'il n'aimait pas ce patriarche. Dans ce pays, ce patriarche est souverain sur les moines qui se soulèvent assez souvent contre le roi* ».

---

62 Gondar et sa campagne environnante accueillaient avant la fin des années 1980 la plupart des Juifs éthiopiens, qui ont en quasi-totalité migré en Israël, dans les années 1980-1990.

63 En 1668, à la suite d'un concile de l'Église orthodoxe éthiopienne, l'empereur Yohannes 1er décida que les habitants de Gondar devraient être séparés selon leur religion. Les musulmans eurent alors un délai de deux ans pour déménager dans leurs propres quartiers.

D'après d'autres renseignements, dont plusieurs ont été fournis par Poncet lui-même à son retour au Caire, sa situation fut beaucoup plus modeste pendant son séjour en Éthiopie ; il fut même obligé d'y dissimuler sa « qualité de Franc » et de se faire passer pour un Levantin, Grec ou Arménien.

Le roi ordonna à Poncet d'aller voir, à Tenkel, un autre patriarche qui avait été déposé, mais qu'il aimait toujours et qui était très malade. Ce patriarche décéda deux jours après l'arrivée de Poncet qui en rendit compte au roi, lequel en parut tellement affligé qu'il prit le deuil pendant six semaines, vêtu de violet, la tenue de deuil.

Au début de son séjour, Poncet ne sortait pas seul du palais. Il assistait aux fêtes données au palais et en particulier aux fêtes religieuses. Peu après son arrivée, il assista à la cérémonie du jour de l'Assomption de la Vierge Marie[64], fêtée en grande pompe en Éthiopie. Les Abyssins étaient dévoués à la Vierge Marie. Le roi assista à la messe présidée par le patriarche à la chapelle royale.
Après la cérémonie, l'officier de bouche présenta au roi une coupe d'or contenant des écorces d'orange, un agrume et de l'hydromel[65].

---

64 Les orthodoxes célèbrent la dormition de la Mère de Dieu, c'est-à-dire sa mort entourée des apôtres, sa résurrection et sa glorification. C'est l'une des douze grandes fêtes de l'Église orthodoxe. Il y est proclamé que Marie a été élevée par Dieu jusqu'au royaume céleste du Christ dans la plénitude de son existence spirituelle ainsi que corporelle.
65 L'hydromel ou *tedj* en éthiopien est une boisson fermentée faite d'eau et de miel, titrant entre 10 et 18 degrés d'alcool et qui était réservée aux Grands du royaume. Il était brassé en ajoutant du *gesho (nerprun)* sans adjonction de levures exogènes.

L'après-midi du jour de l'Assomption, le roi invita Poncet à manger. Figurait au menu, du bœuf cru[66] avec quantité de poivre et « d'épiceries » (pour épices). Toutefois, Poncet eut droit à du bœuf cuit, car il avait dit au roi que le bœuf cru nuisait à la santé. En effet, l'ingestion de viande de bœuf cru ou pas assez cuite provoque le ver solitaire ou tænia du bœuf, *tænia saginata.* « *Tout Abyssin a, a eu ou aura le kousso, le ver solitaire ou tænia du bœuf* » écrit E. Mérah.

La reine vint les rejoindre après le repas. Elle était blanche et certains disaient qu'elle était descendante des Portugais. La reine posa à Poncet des questions sur les femmes de la cour du roi de France et reçut avec satisfaction des cadeaux.

Le roi visitait Poncet dans son appartement et regardait les livres qu'il avait amenés avec lui. Il vit le livre d'Ambroise Paré (1510-1590), célèbre chirurgien français, l'ouvrit et tomba sur la figure d'un animal appelé en sa langue *girafle*, ce qui lui fit tant de plaisir qu'il voulut garder le livre.

Poncet resta au palais sans sortir durant les quatre premiers mois de son séjour, tout occupé à soigner la nombreuse famille du roi. Il portait lui-même les remèdes au roi et à ses enfants, ainsi qu'à la reine, toujours en présence du roi. Poncet ne donne pas plus de précisions sur les remèdes qu'il prescrit que sur les maladies de la famille royale.
Poncet apprit peu à peu ce qu'il convenait de savoir sur la marche du royaume, en particulier :
- qu'il y avait deux armées stationnées là où étaient les principales mines d'or.
- que la véritable source du pouvoir de l'empereur était la maîtrise absolue de toutes les richesses de ses sujets : « *Il donne et il enlève comme il le juge bon* ».

---

[66] Le *ketfo* est un plat éthiopien de bœuf cru finement haché et mélangé avec une poudre épicée *mitmita* et un beurre assaisonné, *niter kibbeh.*

- que le roi sort de son palais quand il veut, tantôt pour des cérémonies, et qu'il se déguise parfois.
- que le roi possède plusieurs palais à la campagne et dans les principales villes du royaume.

Poncet se confronte aux particularités du pays. Il s'intéresse au climat, à la flore et à la faune :
- les pluies durent six mois, du mois d'avril à la fin septembre,
- c'est pendant ces pluies que les paysans trouvent beaucoup d'or dans les terres, plus pur que celui qu'on tire des mines,
- il y a de belles campagnes couvertes de cardamome et de gingembre, deux épices exotiques[67],
- il y a dans ce pays un animal très curieux qui n'est pas plus gros qu'un chat : le *colobe guéréza*[68] qui est un singe que l'on trouve en Afrique. Poncet mentionne également des hippopotames et des civettes.

Poncet s'intéresse aux activités du roi.
- Le roi est en campagne pendant trois mois. Pendant ce temps, Gondar paraît désert, car il ne reste que cinq à six mille hommes de garnison. Pendant l'absence du roi, Poncet demeure au palais.

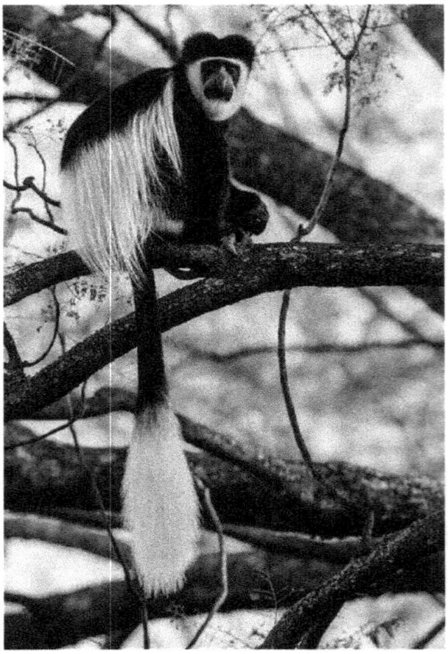

Figure 12 - Colobe guéréza.

[67] La cardamone est une plante herbacée à rhizome originaire d'Asie du Sud-Est. Le gingembre est une plante herbacée à rhizome originaire d'Inde.

[68] Le *colobe guéréza* a une apparence singulière. Les longues franges de poils blancs qui parcourent chaque côté de son tronc noir lui font une espèce de manteau, son visage est encadré de poils blancs et il a une grande queue en forme de touffe.

- Le roi fête l'Épiphanie[69] dans un palais situé à deux portées de mousquet de Gondar où il y a un grand bassin d'eau. Toute la cour se baigne en mémoire du baptême de Notre-Seigneur-Jésus-Christ. Le roi ne se baigne pas avec ses sujets, mais dans un autre bassin. Était-ce pour ne pas montrer ses lésions cutanées persistantes ? Poncet n'assistait pas à la cérémonie et ne peut en dire plus.

Poncet rapporte que le roi l'emmena pendant trois semaines dans un monastère à Tzemba. Il lui parla de religion en présence de l'abbé du monastère, un vénérable vieillard. Le roi croyait que, possédant la médecine, *« j'étais aussi instruit dans la religion chrétienne, bien que je ne fasse profession que d'avoir la foi des fidèles »*. Poncet regrette amèrement l'absence du père de Brévedent, le jésuite qui l'accompagnait incognito, pour discuter religion avec le roi et l'abbé.

Poncet mentionne beaucoup d'autres événements qui se sont produits pendant son séjour à Gondar.

Il écrit : « *Comme ma santé s'affaiblissait tous les jours par des rechutes continuelles, je pris la résolution de demander mon congé au roi [...]. Ce prince témoigna un véritable chagrin de mon dessein [...]. Le roi prépara cependant mon départ en décidant d'envoyer Mourat-le-Jeune en ambassade en France et fit préparer des éléphants, des chameaux, des jeunes enfants éthiopiens et d'autres présents pour porter à Sa Majesté très chrétienne[70] et je me préparais de mon côté à partir* ».

---

[69] Épiphanie : fête chrétienne. Dans la religion orthodoxe, l'Épiphanie célèbre la manifestation au monde de Jésus de Nazareth comme Christ et Fils de Dieu par son baptême.
[70] Louis XIV.

Le retour de Poncet de Gondar au Caire

Depuis la fin de son voyage aller, Poncet souffre d'un « commencement d'hydropisie[71] » et de douleurs thoraciques, sa santé décline. Il insiste pour rentrer au Caire.

« *Le roi m'envoya prendre, lorsqu'il sut ma dernière résolution, pour l'audience de congé avec cérémonie, et le roi me reçut aussi en cérémonie, habillé à l'éthiopienne. Le grand trésorier m'en avait ainsi donné l'ordre de sa part. Cet officier apporta un bracelet d'or qu'il remit au roi pour me le mettre au bras au son des timbales, des trompettes et autres instruments. C'est la distinction la plus grande que fasse ce prince que de donner, comme qui dirait, les ordres des princes en Europe. Ensuite, il me donna le manteau de cérémonie, qui est singulier comme on a vu, des vêtements à la turque, et je parus devant ce prince avec cet équipage. Comme c'était le temps du repas, le roi m'arrêta et je mangeai à une table peu éloignée de la sienne, mais qui n'était pas si haute. Après le dîner, je pris congé du prince, accompagné du grand trésorier, qui me dit de la part du roi de lui déclarer tout ce que je souhaitais avoir, et qu'il avait ordre de me fournir* ».

Avant le départ, le négus prit connaissance de la mauvaise conduite de Hagy-Ali à l'égard de Poncet pendant le voyage et le condamna à mort. Poncet intercéda en sa faveur et la peine fut commuée en exil définitif.
Le négus choisit un ambassadeur qui devait être présenté au roi de France avec des lettres et des présents.

« *Le négus désigna d'abord pour l'accompagner en Europe un prêtre ou religieux, nommé Grégorio, à qui Poncet commença, dans ce but, dit-il, à apprendre le latin. Mais parce qu'en Éthiopie on se sert plus volontiers,*

---

[71] L'hydropisie est un terme médical historique qui désigne tout épanchement de sérosité dans une cavité naturelle du corps. L'hydropisie désignait souvent les œdèmes généralisés, dont la cause aurait pu être une insuffisance cardiaque.

pour les ambassades, des étrangers que des gens du pays, il ne fut pas difficile au ministre Murat ou Mourad de faire nommer son neveu pour l'ambassade de France. Le ministre Mourad, duquel il est ici question, était un de ces aventuriers levantins dont j'ai déjà parlé, à qui les négus accordaient protection et liberté de commerce dans leurs États, et qu'ils élevaient même quelquefois, au plus grand honneur, en échange des services qu'ils leur rendaient comme courtiers de négoce».

« *Le vieil Arménien Murat ou Mourad, qui était au service du négus depuis plus d'un demi-siècle, jouissait, dit Poncet, d'un grand crédit auprès de son maître. Il avait été chargé, à diverses reprises, auprès du Moghol et des Hollandais de Batavia, et il n'est pas étonnant qu'il ait obtenu pour son neveu la préférence de cette mission où il devait y avoir, d'après toutes les apparences, quelques profits à recueillir*».

Pour Maillet, « Le *ministre Mourat serait un aventurier levantin et commerçant au service des négus depuis plus d'un demi-siècle*».

Mourat-le-Jeune est le neveu du ministre Mourat qui le fait opportunément nommer pour l'ambassade en France[72]. Arménien, né à Alep comme son oncle, Mourat-le-Jeune était âgé d'environ 40 ans lors de son arrivée au Caire avec Poncet. Maillet le décrit comme coléreux, menaçant, sans le sou, ne sachant ni lire ni écrire, refusant de lui présenter ses lettres de créance, dont il met en doute l'existence même. Maillet doute donc de sa qualité d'ambassadeur désigné par le négus.

Autant de raisons pour lesquelles il fut décidé, au Caire, que Mourat-le-Jeune ne ferait pas partie de l'ambassade envoyée à la cour de Louis XIV et qu'il resterait au Caire.

---

72 Amédée de Caix de Saint-Aymour. *Op. cit.* page 108.

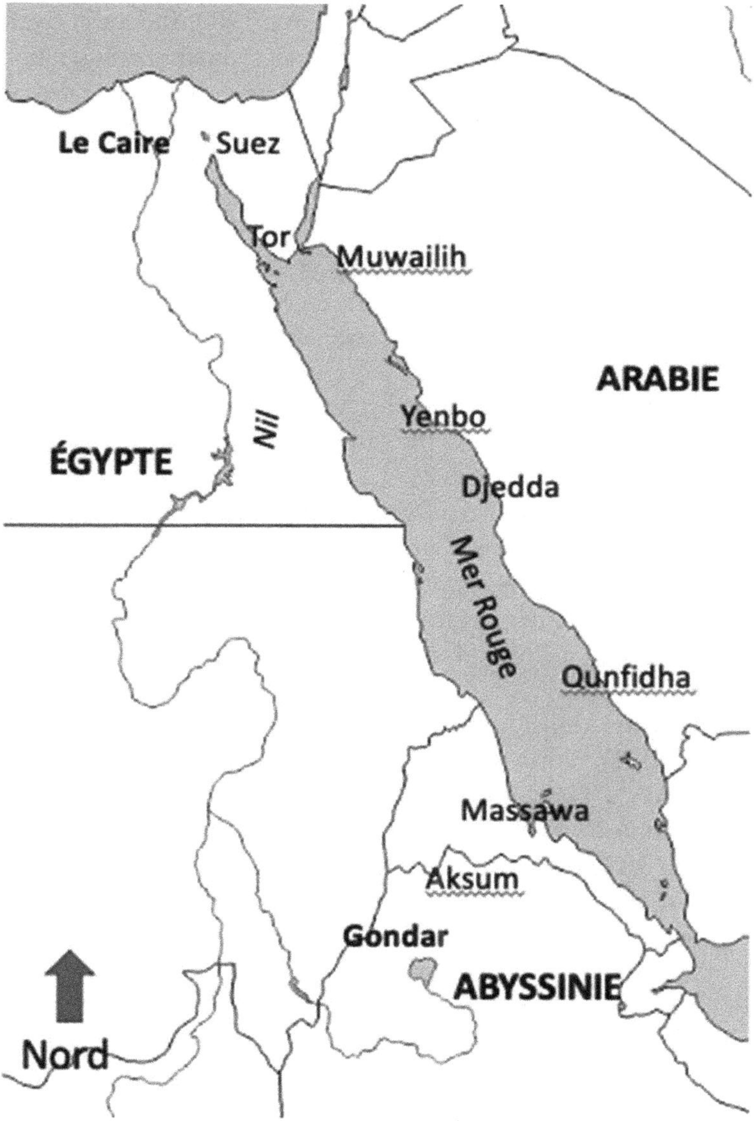

Figure 13 - Carte du voyage de retour de Jacques-Charles Poncet.

Le départ de Gondar fut fixé au 1er mai 1700. Il était accompagné d'un officier, de Mourat-le-Jeune, d'un interprète, d'une escorte de cent cavaliers, de dix esclaves abyssins mâles et femelles, d'éléphants... Plusieurs marchands profitèrent de l'occasion pour se rendre en sécurité à Massawa (ou Messouah) sur le littoral de la mer Rouge.

De Gondar, Poncet passa par une haute montagne et arriva à Emfras, où il logea dans la maison de Mourat et y assista à des réjouissances. Puis, il arriva à Coga, où il y a de la glace en haut de la montagne, ensuite dans la province de Siré où l'on commence à parler la langue *tigra*. Cette province est, pour Poncet, la plus belle et la plus riche qu'il ait vue en Éthiopie. Il écrit : *« On y voit de très belles plaines arrosées de fontaines, de grandes forêts de citronniers, d'orangers, de sapins et de grenadiers. Ce sont, à la vérité, des arbres si communs en Éthiopie qu'ils y viennent naturellement sans y être cultivés »*. L'exempt[73] des gardes, qui nous conduisait, avait dans cette province une très belle seigneurie où il régala Poncet pendant huit jours.

La caravane arriva à Aksoum déjà évoquée dans le chapitre traitant de l'histoire de l'Éthiopie. Aksoum, qui est située dans la région du Tigré, au nord de l'Éthiopie, avait été la capitale du royaume aksoumite. La cité avait commencé un long déclin après le VIIe siècle, dû en partie aux Arabes qui contestaient aux Aksoumites les anciennes routes commerciales de la mer Rouge.

Poncet arrive à Durvana, capitale de la province du Tigré. Il y a deux gouverneurs pour la même province, on les appelle « rois » ou gouverneurs de la mer, c'est-à-dire des régions

---

73 Exempt : « Il se disait, dans certaines compagnies de gardes, d'un officier qui commandait en l'absence du capitaine et des lieutenants. Exempt des gardes du corps, ou Exempt des gardes. Exempt des Cent-Suisses. Exempt de la maréchaussée. Les exempts portaient un petit bâton de commandement. (*Dictionnaire de l'Académie française, 7e édition, 1878*) ».

côtières. Il y a dans cette ville un bureau pour la douane où l'on paye le droit du roi pour toutes les marchandises qui viennent de la mer Rouge. C'est à Durvana que Poncet apprend la mort du fils aîné du roi, le prince Fasil, âgé de vingt ans, héritier présomptif, qui avait infiniment de mérite, de bon sens et de la droiture. Le prince héritier avait été emporté par une fièvre maligne au retour d'une campagne militaire qu'il avait menée avec son père. Il ne s'agissait donc pas de la même maladie que celle de son père, le négus.

Poncet quitte Durvana le 8 septembre 1700. Il s'écarte de la caravane avec une vingtaine de lanciers, pour aller visiter un monastère. Poncet écrit à propos de cette visite : « *J'avais pris garde à une chose dans l'église qui était le sujet de mon voyage et dont je voulais être parfaitement instruit. Je m'y fis reconduire pour cela. C'était une verge d'or à côté de l'Évangile, longue de quatre pieds environ et épaisse comme un gros bâton, très ronde. Elle était en l'air, sans être appuyée à rien. Je passais même, avec la permission de l'abbé, un bâton de tous côtés, et dessus et dessous, et je remarquais qu'elle était véritablement en l'air. En effet, rien ne la soutenait. Je puis avouer que je fus surpris, et je n'en vois aucune cause naturelle. Les religieux m'en dirent l'histoire. Il y a environ 336 ans qu'un saint solitaire, nommé Père Philippe (1322-1406), se retira dans ce désert et vécut de longues années en odeur de sainteté, ne mangeant que des herbes. Sa réputation se répandit partout et ses prédictions se vérifièrent dans la suite. Un jour que ce solitaire était en contemplation, Jésus-Christ se fit voir à lui et lui ordonna de bâtir un monastère dans le lieu du bois où il se trouverait une verge d'or suspendue en l'air et, l'ayant trouvée, et vu le miracle qui subsiste encore aujourd'hui, il ne douta plus de la volonté de Dieu. Il obéit et fonda un monastère*[74] ».

Huit jours après être parti de Duvarna, la caravane parvient à Arcoua, petite ville sur le bord de la mer Rouge, d'où elle gagne en bateau Massawa.

---

[74] Le monastère de Dabra Bizan fondé en 1373 ou 1374.

Le 28 octobre 1700, Poncet s'embarque à Massawa qui est un port au nord de l'Éthiopie où les troupes portugaises avaient débarqué en 1541 pour soutenir le négus. Massawa fut ensuite conquise par les Ottomans, mais restait gérée par un naib[75] autochtone.

Poncet s'embarqua sans Mourat-le-Jeune, messager du négus d'Éthiopie auprès du roi de France, retardé par la mort du fils aîné d'Iyasu 1er. Mourat-le-Jeune ne rejoindra Poncet qu'à Tour (Tur) en Égypte.

Poncet aborde deux jours après l'île de Deheleq, qui fait partie de l'archipel des Dahlak, lequel est situé au large de la ville côtière de Massawa dans le sud de la mer Rouge. Cet archipel, composé de 124 îles, îlots et récifs coralliens, avait été rattaché au royaume chrétien d'Éthiopie au IXe siècle. En 1559, il faisait partie de l'Empire ottoman et les habitants étaient musulmans. L'activité principale depuis l'Antiquité était la culture des perles. Poncet y passe huit jours et y charge de l'eau douce.
Il navigue ensuite en haute mer à travers les écueils qui sont à fleur d'eau et très fréquents, ce qui rend la navigation fort périlleuse.
Arrivé en vue de la côte d'Arabie, le bateau aborde à Al-Qunfidhah, ville fondée en 1311, qui est de la dépendance du roi de la Mecque.

Poncet parvient à Djedda le 5 décembre 1700. Djedda, ou Gedda, ou Jeddah, est considéré comme la porte des lieux saints de La Mecque et de Médine depuis 647, lorsque le calife Othmân-ibn-Affân[76] transforma ce qui était un petit village de pêcheurs en place stratégique pour le commerce maritime et

---

75 Naib : titre d'origine arabe adjoint ou vice (vice-roi).
76 Othman ibn Affan, né en 574 à Taëf et mort assassiné en 656 à Médine, est le beau-fils et éminent compagnon de Mahomet, prophète de l'islam, ainsi que le troisième calife bien guidé.

pour le transport des fidèles venus effectuer le pèlerinage de La Mecque.
En 1517, le sultan ottoman Selim 1er (1470-1520) devint le gardien des lieux saints de l'Islam, La Mecque et Médine, après la soumission du chérif de La Mecque. En 1525, Soliman-le-Magnifique (1494-1566), conscient de l'importance stratégique de la ville de Djedda, construisit des fortifications pour protéger la ville des invasions, en particulier des Portugais qui s'étaient fixé comme objectif de prendre les Lieux Saints et de les faire passer sous domination chrétienne.

Poncet alla à terre et y logea. Djedda est une grande ville, située à une demi-journée de La Mecque. Deux jours après son arrivée, le roi de la Mecque arrivait à Djedda avec vingt mille hommes. Ce roi avait la réputation d'être cruel jusqu'à la tyrannie.
Djedda est la porte d'accès à La Mecque où se tient tous les ans une assemblée de marchands musulmans avec toutes les marchandises les plus précieuses de toutes les parties du monde.
Poncet trouve à Djedda une lettre de Mr. de Maillet, consul de France au Caire, datée du 13 septembre 1700. Le consul se plaint de ne pas avoir de nouvelles.
Djedda n'est pas un lieu où les chrétiens peuvent s'établir. On y fait cependant un grand commerce avec tous les vaisseaux qui reviennent des Indes.
Poncet reste un mois à Djedda en attendant Mourat-le-Jeune. Apprenant que celui-ci ne vient pas, il quitte la ville. Le 12 janvier 1701, son bateau mouille à l'île Hassana et arrive à Yenbo.

Yenbo (ou Yambeai) est une ville de la province de Médine, située sur la côte de la mer Rouge. Son histoire remonte à plus de 2 500 ans, lorsqu'elle servait de point de départ sur la route des épices et de l'encens reliant le Yémen à l'Égypte et à la région méditerranéenne. C'est une ville assez grande, défendue par un château qui se dresse sur le bord de la mer. Elle appartient au roi de La Mecque qui y tient un gouverneur. Poncet ne descend pas à terre à cause des voleurs.

La ville rencontrée après Yenbo est Muwallih. Puis vient Chiuma (ou Sherm) qui est un très beau port à l'abri des tempêtes. Poncet n'y parvient que le 22 avril 1701 à cause des vents contraires qui arrêtent la navigation. Il prend alors la décision de poursuivre à dos de chameau jusqu'à El-Tur (ou Tur ou Tour) en Égypte. La ville est entourée par le désert de Raïthu, qui s'étend du mont Sainte-Catherine à la mer Rouge. Outre les ruines du monastère de Justinien et l'une des plus vieilles mosquées du Sud-Sinaï, El-Tor abrite un monastère et une église copte dédiée à Moïse et à Marc.
Il va saluer l'archevêque qu'il avait déjà soigné au Caire et qui était devenu hémiplégique. L'archevêque peut néanmoins célébrer la messe de Pâques. Puis, Poncet se rend au monastère Sainte-Catherine-du-Sinaï, dénommé également monastère de la Transfiguration, situé à 1 570 m d'altitude. Il grimpe au sommet de la montagne où Dieu remit les tables de la Loi à Moïse. Il y demeure un mois en attendant l'arrivée de Mourat-le-Jeune.

Les causes du retard de Mourat étaient multiples : la mort du prince Fasil, la mort des éléphants destinés au roi de France, dont il avait fait couper les oreilles et la trompe, ainsi que l'enlèvement, par le roi de la Mecque, des enfants éthiopiens devant aller en France.

Poncet arrive à Suez, port de l'Égypte, qui existait déjà au IIIe siècle avant notre ère sous le nom d'Arsinoé, lieu de passage pour le commerce près du port de Péluse, situé à l'extrémité nord-est du delta du Nil. C'était aussi le point de départ pour les marchands en direction de l'Éthiopie et vers l'Inde, dans le cadre du commerce entre Rome et l'Inde.

C'est le 20 juin 1701 que Poncet est enfin de retour au Caire. Le livre de Poncet se termine avec son arrivée au Caire.

Entre-temps, le 1er novembre 1700, deux jésuites, les pères Grenier et Paulet, étaient partis d'Égypte pour tenter d'obtenir des informations sur le devenir du père de Brévedent et de Poncet, dont Le Caire était sans nouvelles.
En apprenant à Djedda le départ de ses deux missionnaires pendant son voyage de retour, Poncet écrivit à Monsieur de Maillet, le 5 décembre 1700 : « *Monsieur, où vont-ils ? Le pays d'où je viens porte une si grande haine au nom franc*[77] *qu'ils ne mangent aucun raisin blanc ; je vous laisse penser la suite*[78]... ».

En avril 1701, les deux jésuites parviennent à Sennar, puis en Éthiopie en juillet. Mais sous la pression toute-puissante du clergé local, le négus les fait arrêter dès leur arrivée et les renvoie brutalement de ses États, pendant la saison des pluies, qui est la pire saison pour voyager. L'un des deux missionnaires meurt de fatigue le 23 décembre 1701 dans une localité où il était provisoirement interné. L'autre succombe à son retour à Sennar. La prophétie de Poncet venait de se réaliser.

---

[77] Ce qui signifie que les Français n'étaient guère en odeur de sainteté en Éthiopie et qui laisse à penser que Poncet n'y avait été toléré qu'en sa qualité de médecin appelé par le négus.
[78] Amédée de Caix de Saint-Aymour. *Op. cit.* page 179.

Poncet à la cour de Louis XIV ; son retour au Caire ; son nouveau départ pour l'Abyssinie ; sa fin de vie en Perse

La calomnie en récompense à son retour

À la suite d'un différend avec M. de Maillet - dont la cause n'est pas précisée - Poncet est calomnié et la véracité de son voyage en Éthiopie est contestée. Dans sa lettre à Louis II Phélyppeaux de Pontchartrain (1642-1727), alors chancelier de France (1699-1714), datée du 25 juin 1701, Maillet traite Poncet de « très petit esprit », d'ivrogne, beau parleur inculte parlant un mauvais français, expulsé de la colonie par M. Marlot, consul au Caire quelques années plus tôt. Notons que cette lettre a été écrite immédiatement après la fin de la mission réussie de Poncet qui était tout juste revenu au Caire, cinq jours plus tôt, le 20 juin 1701.
Une crise de dépit, d'aigreur et de jalousie en raison du succès médical de la mission de Poncet ? Un espoir déçu de ne pas avoir pu implanter une présence religieuse - les jésuites - ou diplomatique auprès du négus, alors qu'il s'agissait du souhait de Louis XIV ?

Poncet à la cour de Versailles

Le 24 septembre 1701, le chancelier du consulat de France au Caire, Monsieur de Monthenaut, accompagné de Poncet et du Père Verseau, procureur des missions de Syrie, embarquent à Bouraq à destination de Marseille. Mourat-le-Jeune n'est pas du voyage, sur les recommandations de Maillet. Parvenus à Versailles, ils remettent au roi de France la lettre du négus. Poncet rend compte de son voyage en Éthiopie « *vêtu à l'Abyssinienne et portant une chaîne d'or* ».

Poncet et Verseau sont reçus à l'Académie royale des Sciences ; leur réception est mentionnée de la façon suivante dans le procès-verbal de la séance : « *Le P. Verseau, missionnaire jésuite, qui a été longtemps en Syrie et a fait plusieurs voyages au Caire, et M. Poncet, franc-comtois, médecin au Caire, en Éthiopie pour traiter le roi des Abyssins de quelques maladies, sont entrés dans l'assemblée et ont parlé de différentes choses qu'ils ont observées dans les pays qu'ils ont vus, de l'inondation du Nil et du temps réglé par les pluies en Éthiopie [...]*.

Le roi de France décide l'envoi d'une ambassade en Éthiopie. Monsieur de Maillet est pressenti un temps pour en prendre la tête, mais se récuse. La direction de l'ambassade est finalement confiée à François-Janus Le Noir du Roule (1665-1705), alors vice-consul de France à Tripoli, qui est accompagné d'Augustin Lippi (1678-1705), un médecin botaniste et chimiste.

Retour de Poncet au Caire, nouveau départ pour l'Abyssinie

En août 1703, Poncet revient au Caire après avoir rencontré, à Rome, le pape Clément XI. Il y retrouve Mourat qui ne s'était pas rendu en France avec lui. Poncet quitte Le Caire, accompagné de Mourat et du père du Bernat, le 6 octobre 1703, par la voie de la mer Rouge. Parallèlement, l'ambassade envoyée par De Maillet au négus, sur l'ordre de Louis XIV, et menée par Le Noir du Roule, se prépare.

Poncet et sa suite arrivent sans encombre à Djedda. Mais le chérif de La Mecque avait été averti de cette mission par un de leurs valets abyssins qui *s'était fait turc*[79]. Il apprit ainsi que l'Arménien (Mourat) avait avec lui les Français (Poncet et du Bernat) qu'il conduisait en Éthiopie par ce chemin, tandis que, d'un autre côté, passait un envoyé du roi de France (Le Noir du Roule) qui devait se charger d'apprendre aux Éthiopiens

---

[79] Qui s'était converti à l'islam.

l'art de la guerre et la fonte des canons. Ordre fut donné au pacha de Djedda de les arrêter. Mourat fut emprisonné pendant 24 heures et se racheta moyennant 60 sequins. Quant à Poncet, il fut dans l'obligation de soigner les habitants atteints d'une fièvre pestilentielle qui faisait de grands ravages[80]. Interdiction leur fut faite de passer à Massawa, sous peine de mort. Tout leur argent leur fut pris. Le jésuite et Mourat revinrent au Caire à la fin du mois de mars 1704.

En 1704, la première édition de la *Relation abrégée du voyage que M. Charles-Jacques Poncet fit en Éthiopie en 1698, 1699 et 1700* paraissait dans les *Lettres édifiantes et curieuses*, écrites depuis les missions étrangères par quelques missionnaires de la Compagnie de Jésus : IVe recueil, à Paris, chez Nicolas Le Clerc.

Les *Lettres édifiantes et curieuses* forment une collection de 34 volumes de lettres envoyées en Europe par des jésuites, missionnaires en Chine, au Levant, en Inde, en Amérique et ailleurs. Publiée entre 1702 et 1776, cette collection fit beaucoup pour ouvrir l'Europe, et surtout la France, aux cultures non européennes. En 1713, une seconde édition du *Voyage d'Éthiopie*, en un volume séparé, a été publiée.

---

[80] Amédée de Caix de Saint-Aymour. *Op. cit.* page 205.

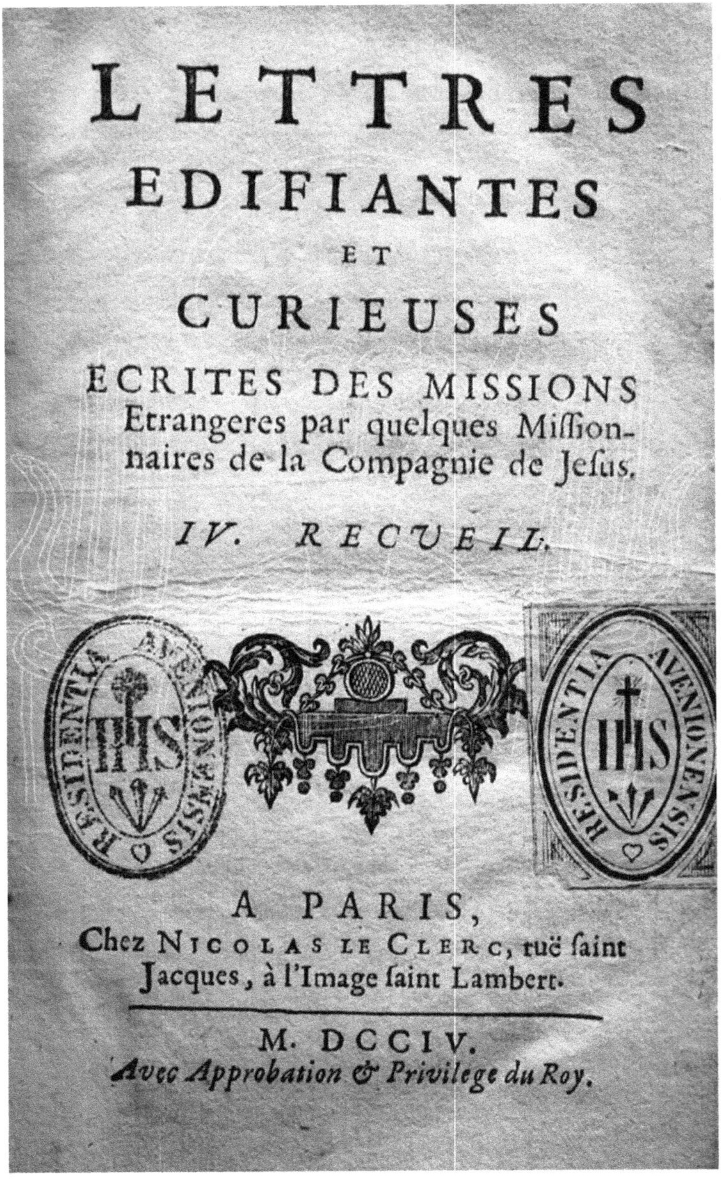
LETTRES
EDIFIANTES
ET
CURIEUSES
ECRITES DES MISSIONS
Etrangeres par quelques Miſſionnaires de la Compagnie de Jeſus.

IV. RECUEIL.

RESIDENTIA AVENIONENSIS IHS

RESIDENTIA AVENIONENSIS IHS

A PARIS,
Chez NICOLAS LE CLERC, ruë ſaint Jacques, à l'Image ſaint Lambert.

M. DCCIV.
Avec Approbation & Privilege du Roy.

Figure 14 - Couverture des Lettres édifiantes et curieuses, de la Compagnie de Jésus.

Échec de la seconde mission, Poncet s'établit en Perse et y décède

Poncet raconte dans une lettre adressée, en août 1708, à Pontchartrain depuis Ispahan en Perse, qu'après quatre mois d'internement à Djedda, le pacha de cette ville l'envoya au roi du Yémen, atteint « d'une éléphantiasis invétérée » et « auprès duquel il courut d'abord les plus grands dangers ». Mais l'imam, ayant été enchanté de ses services, le traita bien et lui fit présent de plusieurs chevaux avec lesquels il s'embarqua pour Surate (Inde), où il arriva en 1705. Par la suite, Poncet s'établit en Perse, à Ispahan, capitale de l'Iran, « où il épousa une demoiselle Robin, fille d'un Français établi dans cette ville depuis quarante ans ».

Le 31 août 1708, se mourant à Ispahan, il adresse deux lettres à Pontchartrain. Des extraits de ces missives apparaissent dans l'ouvrage de Caix de Saint-Aymour. Poncet, dans une de ces lettres, déclare que le texte de sa *Relation de voyage* a été fortement modifié par le père Fleuriau, en modifiant « *tout ce qui pouvait nuire aux jésuites* » et en embellissant quelques épisodes. Poncet y déclare avoir dû rester caché pendant quatre mois dans le palais du négus, un passage que le père Fleuriau avait supprimé, car « *cela pouvait ruiner les espoirs de mission des jésuites dans ce pays* ».

« *Perclus de douleurs, paralytique, réduit à la plus grande pénurie, Poncet mourut vers la fin de 1708, et les seuls secours qui lui vinrent pendant sa longue agonie furent ceux qu'il reçut de la libéralité du chevalier Michel, ambassadeur extraordinaire de France auprès du Shah de Perse*[81] ».

Dans une lettre datée du 1er juin 1704, Le Noir du Roule mentionne l'échec de cette deuxième mission de Poncet au cours de la fin de l'année 1703, sans en préciser les causes :

---

[81] Amédée de Caix de Saint-Aymour. *Op. cit.* page 208.

« *Le peu de succès de leur entreprise, que nous avons su par plusieurs lettres et par le retour icy de Gelda*[82] *de ce père (P. du Bernat), depuis environ deux mois*[83] ».

---

82 Autre orthographe de Djedda.

83 *Lenoir du Roule au Chancelier de Pontchartrin sur sa mission en Éthiopie. Op. cit.* page 162.

Que sont devenus les autres protagonistes de cette histoire ?

La fin tragique de Le Noir du Roule

Le 19 juillet 1704, l'ambassade de Le Noir du Roule quitte enfin Le Caire. Tout au long de son périple, Le Noir du Roule informe régulièrement, par écrit, M. de Pontchartrain des nombreux dangers qui menacent son ambassade. Depuis Sioute en Haute-Égypte, le 26 août 1704, il écrit que les Turcs s'opposent à cette ambassade par raison d'État ; les marchands de la caravane, dans la crainte de voir passer leur commerce en des mains étrangères ; les Arabes, dans la seule vue de profiter de leurs dépouilles ; et, enfin, les chrétiens du pays, par le motif de la religion. Il insiste fortement sur les intrigues de ceux de la Nation du Caire (les Français) et les pratiques secrètes des religieux italiens réformés de Saint-François, sans oublier le double jeu du patriarche des Coptes[84].

Le Noir du Roule persiste et dépense encore plus de sequins d'or, de piastres sévillanes et de pistoles, afin d'acheter la sécurité de son ambassade. Le chef de la caravane, dont il se méfie, lui propose de prendre un autre itinéraire afin d'échapper aux « insultes » des Arabes. La caravane passera le long du Nil jusqu'aux confins du royaume de Sennar. Puis, finalement rassuré, le 10 septembre, il annonce quitter le Nil pour marcher dans le grand désert[85] et parvient à Sennar à la fin du mois de mai 1705.

---

[84] *Le Noir du Roule au Chancelier de Pontchartrain sur sa mission en Éthiopie. Ibid.* page 11.

[85] *Le Noir du Roule au Chancelier de Pontchartrain sur sa mission en Éthiopie. Ibid.* page 15.

Le 10 ou le 25 novembre 1705, tous les membres de l'ambassade menée par Le Noir du Roule furent massacrés en pleine ville de Sennar par les sbires du roi Bady de Sennar. La cupidité et les accusations de sorcellerie semblaient avoir motivé les assassins.

« Le désastre de la mission de M. Le Noir du Roule mit fin pour longtemps aux relations entre les nations chrétiennes de l'Europe et l'Abyssinie ». Quelques religieux isolés tentèrent bien de s'y implanter, qui le payèrent de leur vie.

*La fin tragique du négus Iyasu 1er*

En 1706, le négus Iyasu 1er doit abdiquer devant les intrigues de son fils Takla Haïmanot (Taklimanout). Il se retire dans un monastère sur une île du lac Tana. Quelques mois plus tard, le 13 octobre 1706, Takla Haïmanot, qui craint le retour de son père sur le trône, le fait assassiner : il est abattu d'un coup de fusil et achevé à la lance. Sa mort brutale le fait considérer comme saint et martyr. Sous son règne autoritaire, le pays avait été prospère grâce aux caravanes envoyées vers les ports de l'Érythrée et, par le sultanat de Sennar, vers l'Égypte. Son règne avait également été marqué par le faste et les grandes chasses auxquelles il participait activement. Enfin, il avait organisé plusieurs synodes où les religieux des différentes tendances discutaient des natures du Christ.

Benoît de Maillet poursuit sa carrière diplomatique sous d'autres cieux

Au printemps 1708, Benoît de Maillet quitte son poste de consul de France au Caire, fatigué par plus de quinze années éprouvantes. À sa demande, il est nommé consul de France à Livourne, en Italie (1712-1717). En 1715, il est nommé dans sa dernière fonction comme « visiteur général des échelles du

Levant et de la Barbarie ». En 1720, il prend sa retraite et se retire à Marseille où il décède le 30 janvier 1738, à l'âge de 82 ans.

Ainsi disparurent d'Égypte et d'Éthiopie, les protagonistes de la mission du médecin français Jacques-Charles Poncet pour aller soigner le roi d'Éthiopie.

Poncet est réhabilité par l'explorateur James Bruce

Il a fallu attendre le long séjour en Éthiopie (1768-1773) du diplomate, explorateur et géographe écossais James Bruce (1730-1794) pour obtenir des renseignements circonstanciés sur ce mystérieux pays[86]. Bruce ne trouva que quelques édifices en ruine, vestiges des anciennes missions catholiques portugaises. En 1790, la relation du voyage de James Bruce fut imprimée à Édimbourg et à Paris, sous le titre *Voyage à la recherche des sources du Nil*. Ce récit réhabilitait Poncet, confirmant en grande partie ses observations faites soixante-dix ans plus tôt.

James Bruce arrive à Alexandrie en juin 1768, résolu à découvrir la source du Nil. Il atteint Djedda en mai 1769, franchit la mer Rouge et, le 19 septembre, il débarque à Massawa. Le 17 février 1770, il atteint Gondar, capitale de l'Éthiopie, où il est accueilli par le négus Tekle Haymanot II[87] (1754-1777), ainsi que par le ras[88] Mikael Sehal (1691-1779), le véritable maître du pays. En octobre 1770, Bruce atteint le lac Tana, source du Nil Bleu, puis le lieu de jonction du Nil Bleu et du Nil Blanc à Khartoum pour former le Nil. Il rentre au Caire par voie de terre.

---

[86] James Bruce, *Voyage à la recherche des sources du Nil*, 1790. Imprimé à Édimbourg et à Paris.

[87] Tekle Haymanot II (né en 1754 et mort en 1777) a été négus d'Éthiopie sous le nom de Admas Sagad III, de 1769 à 1777.

[88] Ras : chef éthiopien.

Voici ce qu'écrit Bruce au sujet des critiques dont fut victime Poncet : « *Les auteurs des Lettres édifiantes, scandalisés outre mesure par les agissements de Poncet, ont jeté injustement le discrédit sur tous les renseignements fournis par cet aventurier* ».

Bruce, le meilleur juge en pareille matière, rend, au contraire, en plusieurs endroits de son voyage, un complet hommage à la véracité de ses indications géographiques (celles de Poncet). « *Comme beaucoup de fanatiques, non moins ignorants que vains, ont, non pas par amour pour la vérité, mais seulement par malice, affecté de douter de l'authenticité du livre de Poncet, et même de la réalité de son voyage, je l'ai examiné scrupuleusement ; j'ai comparé ce qu'il dit avec ce que j'ai vu ; et je suis assuré qu'il est très véridique* ».

Les rois lépreux : un club très fermé

Le terme « lèpre » a longtemps regroupé diverses maladies avec des signes physiques externes et autres maladies de la peau dont la lèpre faisait partie, mais dont toutes n'étaient pas la lèpre. D'où une confusion qui rend toute analyse rétrospective difficile.

Légendes ou histoires vraies, il semble que d'autres souverains aient, comme le négus (?), souffert de la lèpre. Au sein de ce club très fermé, ils ne seraient qu'au nombre de trois, confirmant que la lèpre épargnait les nobles qui vivaient dans de bien meilleures conditions d'hygiène que le peuple.

Ozias, roi de Juda, de -810 à -733 av. J.-C., serait mort de la lèpre.

Yasovarman 1er, roi d'Angkor de 889 à 910 ap. J.-C., serait mort de la lèpre.

Baudouin IV (1161-1185), roi de Jérusalem de 1174 à 1185, est bien mort de la lèpre.

Ozias

Selon la Bible, Ozias[89], aussi nommé Azarias, était fils d'Amasias et de Jecolia. Il fut choisi comme roi par le peuple du royaume de Juda à l'âge de 16 ans et régna pendant 52 ans, au milieu du VIIIe siècle av. J.-C. (792-740 av. J.-C.). Il est décrit comme un chef militaire et un roi bâtisseur qui a développé l'agriculture, avant de devenir lépreux. Il fut le contemporain des prophètes Isaïe, Osée et Amos.

---

[89] Le nom Ozias est d'origine hébraïque. Il est composé des éléments "oz", signifiant force, et "Yah", faisant référence à Dieu. Ainsi, Ozias signifie Force de Dieu ou bien Dieu est ma force.

La principale source dont nous disposons sur Ozias est la Bible, mais une découverte archéologique sur le mont des Oliviers (la tablette d'Ozias) le mentionne aussi : « Les *ossements d'Ozias, roi de Juda, sont enterrés ici... Ne pas ouvrir !* ».

Selon le chroniste, Ozias défit les Philistins, les Arabes et les Maonites au sud de la mer Morte et imposa un tribut aux Ammonites. Il fit abattre les murs de Gath, de Yavné et d'Ashdod. Il fortifia Jérusalem et entretint une armée nombreuse et bien équipée, d'où sa grande renommée. Mais, par la suite, il tenta de s'attribuer les fonctions du sacerdoce en encensant un autel dans le Temple de Jérusalem et s'opposa pour cela à quatre-vingt-un prêtres menés par le prêtre Azaria. C'est la raison pour laquelle il aurait été subitement frappé de la lèpre « envoyée par le Seigneur ». Cette faute et la lèpre qui s'ensuivit auraient entraîné, en plus de son isolement – la léprostigmatisation – son enterrement en dehors de la nécropole des autres rois de cette dynastie. Le pouvoir fut alors confié à son fils Jotham.
Le royaume de Juda était un royaume du Proche-Orient qui a existé de 931 à 586 av. J.-C., concomitamment avec le royaume d'Israël et en rivalité avec lui.

Yasovarman 1er

Le roi Yasovarman 1er a régné sur l'Empire khmer. Fils d'Indravarran 1er et de la reine Indradevi il fut roi d'Angkor de 889 à 910 ap. J.-C.
Il construisit son temple d'État sur le Phnom Bakheng et sur les deux autres collines environnantes, le Phnom Bok et le Phnom Krom, soit trois temples, chacun dédié à l'une des divinités de la Trimürti : Brahmâ, Vishnou et Shiva. La Trimürti incarne le cycle de manifestation, conservation, dissolution de l'univers dont Brahmâ est le créateur, Vishnou le protecteur et Shiva le destructeur. C'est Yasovarman 1er qui posa les bases d'un empire centralisé, maillant le vaste territoire khmer.

Le titre du roman de Pierre Benoit, paru en 1927 chez Albin Michel, *Le Roi Lépreux*, se réfère au surnom donné à la statue du roi lépreux représentant Yasovarman 1er située à Angkor. Certaines légendes racontent que Yasovarman 1er est mort de la lèpre. De fait, l'une des terrasses d'Angkor-Vat, porte le nom traditionnel de « terrasse du Roi lépreux », d'où une forme de confirmation qu'il y aurait bien eu, en ces lieux, un roi lépreux. Elle se situe au nord de la terrasse des Éléphants et date du XIIe siècle. On l'aurait appelée ainsi car la statue qui l'orne avait perdu plusieurs de ses doigts, évoquant un symptôme de la lèpre, maladie qui aurait affecté Yasovarman 1er. La statue semble bien dater de l'époque de ce roi.

Baudouin IV

Baudouin IV (1161-1185), roi de Jérusalem de 1174 à 1185, mort de la lèpre, a été couronné à l'âge de 13 ans, en l'église du Saint-Sépulcre de Jérusalem, succédant à son père Amaury 1er de Jérusalem[90]. Lors de son accession au trône, à l'âge de 14 ans, il était déjà atteint de la lèpre. Néanmoins, en dépit de sa maladie, à l'âge de 16 ans, le 25 novembre 1177, il remporta la bataille de Montgisard face au sultan ayyoubide Saladin[91].

Puis, le sultan remporta à son tour en 1179 la bataille de Marj Ayoun, puis la bataille du Gué de Jacob. Baudouin IV mit de nouveau Saladin en échec au siège de Kerak en 1183. À sa mort en 1185, à l'âge de 24 ans, son neveu Baudouin V, âgé de 9 ans, lui succéda sous la régence du comte Raymond III de Tripoli (1140-1187), qui entreprit une politique de paix avec Saladin.

---

[90] Amaury 1er fut roi de Jérusalem de 1136 à 1174. Jérusalem avait été conquise le 15 juillet 1099 au cours de la première croisade (1095-1099) lancée par le pape Urbain II (1035-1099) pour libérer les Lieux-Saints et le tombeau du Christ.

[91] Saladin (1138-1193) fut le premier dirigeant de la dynastie ayyoubide, dynastie musulmane qui a régné sur l'Égypte de 1169 à 1250 et sur la Syrie de 1174 à 1260.

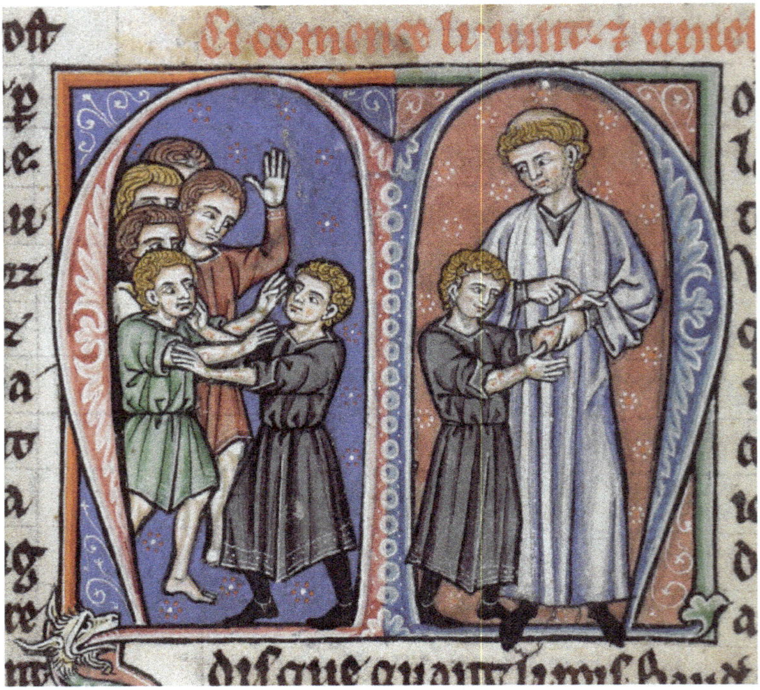

Figure 15 - Guillaume de Tyr découvrant les premiers symptômes de la lèpre du jeune Baudouin.

Baudouin IV a contracté la lèpre à un très jeune âge, selon la description de Guillaume de Tyr[92] (1175-1184), son précepteur (cité dans Bernard Hamilton[93], pp. 27-28).

92 Guillaume de Tyr (1175-1184), né et mort à Jérusalem, archevêque de Tyr, écrivain, historien des croisades au Moyen-Âge.
93 Bernard Hamilton. *The leper king and his heirs, Baldwin IV and the Crusader Kingdom of Jerusalem.* Cambridge Univ. Press, 2000, XXV, 288 pp.

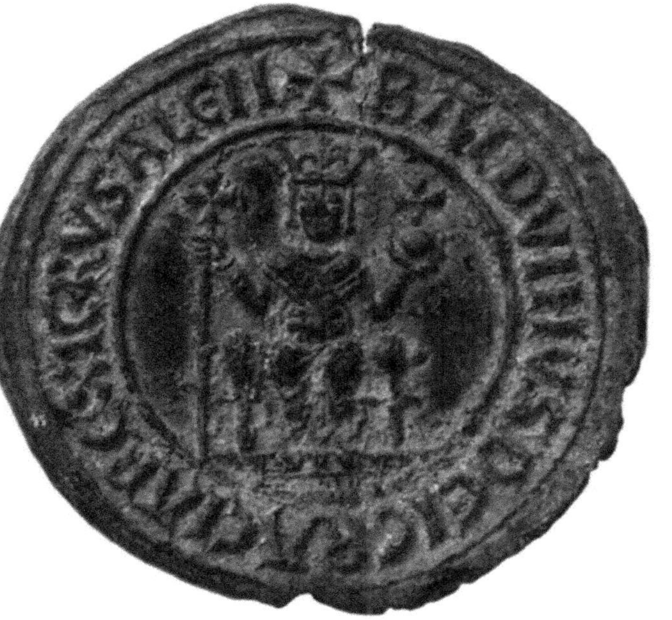

Figure 16 - Sceau de Baudouin IV, roi de Jérusalem.

« Il arriva qu'alors qu'il jouait avec quelques garçons de noble naissance qui étaient avec lui et qu'ils se pinçaient les bras et les mains avec leurs ongles, comme le font souvent les enfants en jouant ensemble, les autres criaient lorsqu'ils avaient mal, tandis que lui supportait tout avec une grande patience, comme quelqu'un qui est habitué à la douleur, bien que ses amis ne l'épargnassent pas du tout. Finalement, je me suis rendu compte que la moitié de son bras et de sa main droite étaient morts, de sorte qu'il ne pouvait pas sentir les pincements du tout, ni même sentir s'il était mordu. Son père fut informé, et après avoir consulté les médecins, des tentatives soigneuses furent faites pour l'aider avec des cataplasmes, des onguents et même des charmes, mais tout cela était en vain. Cela m'attriste beaucoup de dire cela, mais lorsqu'il devint adolescent, on se rendit compte qu'il souffrait de lèpre à un degré dangereux ».

Certaines personnes conseillèrent au roi de renoncer à la couronne et de se retirer comme tous les lépreux le devaient, selon les instructions bibliques, mais il refusa. À cette époque, on pensait que la lèpre était sexuellement transmissible, ou qu'elle pouvait être transmise par n'importe quel contact, même très bref, que c'était un signe extérieur de péché ou une punition divine...

Au fil des ans, Baudouin IV a perdu l'usage de ses mains et de ses pieds, s'est couvert de blessures purulentes et est devenu aveugle. Toutefois, son esprit fonctionnait parfaitement, et il était pleinement impliqué dans les décisions politiques et militaires, remportant même des victoires contre Saladin.
Le pèlerin musulman Ibn Jubayr (1145-1217), qui a visité Jérusalem dans les années 1180, l'a traité de « cochon » et a noté que Baudouin ne sortait plus en public. À cette époque, le royaume chrétien était menacé par Saladin et des ambassadeurs furent envoyés chercher de l'aide en Europe. Mais les souverains européens se montrèrent réticents à l'idée d'envoyer de l'argent et des soldats pour aider un lépreux, qu'ils estimaient être le symbole physique d'un royaume oriental décadent. Saladin finit par s'emparer de Jérusalem, quelques années plus tard, en 1187.
Le pape Grégoire VIII (1185-1187), puis son successeur Clément III (1187-1191), appelèrent alors à la troisième croisade qui se déroula de 1187 à 1192, pour reconquérir Jérusalem.
Nous avons vu que, selon la qualité du système immunitaire de la personne atteinte, on distingue plusieurs types de lèpre, allant de la lèpre tuberculoïde à la lèpre lépromateuse. Baudouin, qui a présenté initialement un engourdissement et une anesthésie des membres, a vraisemblablement évolué vers la forme lépromateuse, ce qui explique les blessures, la cécité et son décès précoce.

Comment avait-il contracté la lèpre ? Vraisemblablement au contact prolongé d'une personne asymptomatique, mais déjà atteinte par le mal : nourrice, membre de la famille, camarade de jeu ?

Comment la lèpre était-elle traitée à l'époque des croisades ? « L'approche générale du traitement des personnes atteintes de la maladie complexe de la lèpre durant la période des croisades était la modification de l'alimentation, les bains dans des sources chaudes, l'utilisation de médicaments, les saignées, l'évitement des rapports sexuels et la ségrégation dans les léproseries. » (Mitchell, dans Hamilton[94]).

En Orient, la lèpre était plus fréquente qu'en Europe, ce qui peut expliquer que les croisés y aient appris à ne pas être aussi terrifiés par les lépreux que les gens l'étaient en Europe. Les croisades et leurs brassages de population ont joué un rôle majeur dans l'expansion de la lèpre en Europe. Les chevaliers originaires d'Orient ont conservé la mémoire de Baudouin IV comme d'un roi courageux et héroïque, plus que d'un lépreux devant être relégué.

Il existait une branche de l'ordre militaire hospitalier spécifiquement dédiée aux chevaliers atteints de lèpre, l'Ordre de Saint-Lazare[95]. Les Chevaliers de Lazare participaient aux batailles, mais ils avaient tendance à tous se faire tuer...

---

[94] Bernard Hamilton. *Op. cit.* p. 254.

[95] L'Ordre de Saint-Lazare de Jérusalem ou Ordre des Hospitaliers de Saint-Lazare de Jérusalem est un ordre hospitalier fondé à Jérusalem au XIe siècle pour accueillir les pèlerins atteints de la lèpre. À l'origine, seuls les lépreux étaient membres de l'ordre : les lépreux prenaient soins des lépreux. D'où le nom de « Lazarites » par référence au « Lazare » de l'Évangile, selon Saint-Jean, chapitre 11, versets 1 à 44, saint patron des lépreux.

D'autres lépreux parmi les figures de sainteté

Nous n'avons pas trouvé, parmi « Les grands Hommes ou les Grandes Femmes » dans l'Histoire, d'autres rois, princes ou hommes d'Église malades de la lèpre. Par contre, plus proches de nous, des figures de sainteté méritent d'être citées pour conclure ce dernier chapitre :

Joseph de Veuster (1840-1889), plus connu sous le nom de Damien de Molokaï, prêtre belge de la congrégation des pères de Picpus[96], considéré comme le saint des lépreux pour leur avoir consacré sa vie sur une des îles d'Hawaï où ils avaient été relégués. Devenu lui-même lépreux, il a été canonisé par le pape Benoît XVI (1927-2022) en 2009. Il est le saint protecteur des lépreux, les plus pauvres des plus pauvres.

Marianne Cope (1838-1918), religieuse franciscaine américaine d'origine allemande, reprit le flambeau et mena son apostolat sur la même île de Molokaï, sans être atteinte par la maladie. Elle a été canonisée par Benoît XVI en 2012.

---

[96] Les pères et les religieuses des Sacrés Cœur de Picpus forment une congrégation religieuse créée à Poitiers en 1800 dans le but de propager la dévotion au Saint-Cœur de Jésus et de Marie par l'adoration perpétuelle, l'éducation et l'apostolat missionnaire.

Conclusion

À l'issue de l'étude de la « *Relation de mon voyage d'Éthiopie, 1698-1701* », par Jacques-Charles Poncet, revue par les Éditions La Lanterne Magique, dont le texte a été établi et présenté par Éric Poix, et de « La France en Éthiopie, histoire des relations de la France avec l'Abyssinie chrétienne sous les règnes de Louis XIII et de Louis XIV (1634-1706) d'après les documents inédits des archives du ministère des Affaires étrangères, 1886 » d'Amédée de Caix de Saint-Aymour, plusieurs interrogations persistent.

Quelles ont été les motivations qui ont poussé le docteur Poncet – alors âgé de 43 ans – bien établi et reconnu au Caire, à accomplir cette périlleuse mission ? Il écrit qu'il quitte le Grand Caire, « *non pas sans beaucoup de peine, le dixième de juin 1698* ».
Le seul goût de l'aventure ? L'envie de servir son pays et son roi ? De hautes motivations morales alors que, dans le désert de Nubie, la chaleur est si pénible qu'il est sur le point de renoncer quand il reçoit une lettre du consul de France au Caire qui l'incite à poursuivre pour la religion catholique, pour le roi de France et pour Dieu ?

Pourquoi Poncet est-il resté neuf mois en Abyssinie, alors qu'il avait guéri rapidement le souverain et son fils : « *Je fus assez heureux d'être béni de la main du Souverain maître pour les guérir en peu de temps l'un et l'autre* ».

Comment Poncet y a-t-il été vraiment accueilli à la cour du négus, alors qu'il souligne : « *Le pays d'où je viens porte une si grande haine au nom franc qu'ils ne mangent aucun raisin blanc ; je vous laisse penser la suite…* ». D'après d'autres renseignements fournis par Poncet lui-même à son retour au Caire, sa situation fut beaucoup plus modeste pendant son séjour en Éthiopie qu'il ne l'avait relaté dans son ouvrage écrit sous la pression des missionnaires de la Compagnie de Jésus, soucieux d'enjoliver la situation pour encourager d'autres missions d'évangélisation. Poncet déclare qu'il fut même obligé d'y dissimuler sa « qualité de Franc » et de se faire passer pour un Levantin, Grec ou Arménien.

Quelle est donc cette mystérieuse maladie du négus et de son fils, et quels médicaments Poncet a-t-il prescrits pour « guérir » cette maladie ?

Notre propos était de déchiffrer ce qui était écrit sur la maladie du négus : « *Une espèce de scorbut qui menaçait de dégénérer en lèpre* », qui atteint « *Un de ses bras et une cuisse, tous deux travaillés d'une manière de lèpre* », et d'échafauder des hypothèses diagnostiques.

Au terme de cette enquête médicale qui retrace les péripéties du très aventureux docteur Jacques-Charles Poncet du Caire à l'Abyssinie, nous pouvons éliminer le scorbut, qui, d'après E. Merab, n'existait pas en Éthiopie. Nous ne pouvons qu'ajouter deux autres hypothèses étiologiques à celle de la lèpre sous sa forme tuberculoïde : la syphilis sous sa forme secondaire, très fréquente en Éthiopie ou bien une leishmaniose cutanée, maladie cutanée bien connue en Éthiopie, mais jamais évoquée jusqu'ici.

Le chapitre sur les rois lépreux présente l'intérêt de parler du roi Baudouin IV, atteint dans son jeune âge d'une lèpre lépromateuse délabrante, avec des lésions du visage l'obligeant à porter un masque, y compris à la guerre.

Enfin, une dernière interrogation reste sans réponse. Alors que Poncet avait été choisi par le consul de France pour aller soigner le négus, alors qu'il avait été bien accueilli par la cour de Louis XIV, par l'Académie des sciences et par le Pape, comment expliquer l'animosité brutale du consul de France à son égard ? Simple jalousie ?

Poncet a-t-il été la victime et le bouc émissaire d'enjeux qui le dépassaient ? En effet, pour le gouvernement de Louis XIV et le consul de France au Caire, il s'agissait d'une mission politico-religieuse déguisée en mission médicale et destinée à implanter la diplomatie française et les jésuites dans un pays fermé aux étrangers. Pour Poncet, il s'agissait essentiellement d'une mission médicale. Cette dernière, contrairement à la première, a été couronnée de succès, mais elle a « grillé » Poncet au Caire, qui préféra ensuite s'exiler en Inde, puis en Perse, après l'échec d'une deuxième mission.

Le mystère et le secret médical demeurent.

Le négus et son médecin français ont emporté leur secret partagé dans leurs tombes.

Sources des illustrations et autorisations

Figure 1 - Carte topographique de l'Éthiopie montrant les plateaux (de marron à blanc) (*Source : Wikipédia, domaine public*).

Figure 2 - Incendie d'une église et mise à mort du capitaine portugais Christophe de Gama par Ahmed Gragne (en haut). Défaite et mort d'Ahmed Gragne (en bas). (*Source : Wikimédia*)

Figure 3 - La rencontre entre l'empereur d'Abyssinie et le patriarche Mendes. Extrait de « *La relation historique d'Abyssinie du R. P. Jérôme Lobo* », traduit en français par Monsieur Le Grand et édité à Paris en 1728.

Figure 4 - Carte du voyage aller de Jacques-Charles Poncet (*B-A Gaüzère, 2026*).

Figure 5 - Château du négus Fasiladas, fondateur de la ville de Gondar (*Source* : *Wikipédia*).

Figure 6 - Palais d'Iyasu dans le Fasil Ghebbi à Gondar (*Source : Bernard Gagnon, Wikipédia*).

Figure 7 - Lèpre tuberculoïde sur les membres inférieurs (*Collections : Pr Pierre Aubry et I.M.T.S.S.A Le Pharo, Marseille*).

Figure 8 - Lèpre lépromateuse dans le dos (*Collections : Pr Pierre Aubry et I.M.T.S.S.A Le Pharo, Marseille*).

Figure 9 - Lésions syphilitiques dorsales lors d'une syphilis secondaire (*Source : Centers for Disease Control and Prevention, domaine public*).

Figure 10 - Leishmaniose cutanée : Guyane française, Saint-Laurent-du-Maroni (*Source : Dr Jean Fortunet, Wikipédia*).

Figure 11 - Église Debré Berhan Sélassié, Gondar, Éthiopie (*Source : Bernard Gagnon, Wikipédia*).

Figure 12 - Colobe guéréza (*Source* : *Wikipédia*).

Figure 13 - Carte du voyage de retour de Jacques-Charles Poncet (*B-A Gaüzère, 2026*).

Figure 14 - Couverture des Lettres édifiantes et curieuses, de la Compagnie de Jésus (*Source : Wikipédia).*

Figure 15 - Guillaume de Tyr découvrant les premiers symptômes de la lèpre du jeune Baudouin (*Source : miniature d'un manuscrit de Guillaume de Tyr, 1232-1261. British Library, Yates Thompson MS.12. Domaine public*).

Figure 16 - Sceau de Baudouin IV, roi de Jérusalem (*Source : Wikipédia, Institut national des langues et civilisations orientales, domaine public*).

Table des illustrations

Figure 1 - Carte topographique de l'Éthiopie montrant les plateaux. 15
Figure 2 - Incendie d'une église et mise à mort du capitaine portugais Christophe de Gama par Ahmed Gragne (en haut). Défaite et mort d'Ahmed Gragne (en bas). 24
Figure 3 - La rencontre entre l'empereur d'Abyssinie et le patriarche Mendes. 29
Figure 4 - Carte du voyage aller de Jacques-Charles Poncet. 35
Figure 5 - Château du négus Fasiladas, fondateur de la ville de Gondar. 41
Figure 6 - Palais d'Iyasu dans le Fasil Ghebbi à Gondar. 42
Figure 7 - Lèpre tuberculoïde sur les membres inférieurs. 54
Figure 8 - Lèpre lépromateuse dans le dos. 55
Figure 9 - Lésions syphilitiques dorsales lors d'une syphilis secondaire. 59
Figure 10 - Leishmaniose cutanée : Guyane française, Saint-Laurent-du-Maroni. 62
Figure 11 - Église Debré Berhan Sélassié, Gondar, Éthiopie. 66
Figure 12 - Colobe guéréza. 70
Figure 13 - Carte du voyage de retour de Jacques-Charles Poncet. 75
Figure 14 - Couverture des Lettres édifiantes et curieuses, de la Compagnie de Jésus. 86
Figure 15 - Guillaume de Tyr découvrant les premiers symptômes de la lèpre du jeune Baudouin. 96
Figure 16 - Sceau de Baudouin IV, roi de Jérusalem. 97

Remerciements

Tous nos remerciements vont aux Éditions L'Harmattan et à leur confiance sans cesse renouvelée depuis plusieurs années. Nos remercions tout particulièrement le Docteur Xavier Riaud, écrivain et directeur de la collection *Médecine à travers les siècles.*

Nous remercions également Perrine Fourgeaud, des Éditions L'Harmattan, pour son aide et sa patience si précieuses dans la préparation définitive du texte.

DES MÊMES AUTEURS

Charles Dellon, médecin rescapé de l'Inquisition de Goa (1673-1677). Aubry P., Gaüzère B.-A. Éditions L'Harmattan, 2026.

François Martin, voyage d'un apothicaire de Vitré aux Indes orientales (1601-1603). Aubry P., Gaüzère B.-A. Éditions L'Harmattan, 2024.

Alexandre-Olivier Exquemelin, chirurgien, flibustier et naturaliste (1640-1717). Aubry P., Gaüzère B.-A. Éditions L'Harmattan, 2023.

Formation et vie des médecins, chirurgiens et apothicaires de la Marine et des Colonies du XVIe à la fin du XIXe siècle en France. Aubry P., Gaüzère B.-A. Éditions L'Harmattan, 2022.

La France et ses médecins en Extrême-Orient du XVIe au milieu du XXe siècle. Aubry P., Gaüzère B.-A. Éditions L'Harmattan, 2022.

La France et ses médecins dans les océans Indien et Pacifique du XVIe au XIXe siècle. Aubry P., Gaüzère B.-A. Éditions L'Harmattan, 2022.

La France et ses médecins aux Amériques du XVIe au XIXe siècle. Aubry P., Gaüzère B.-A. Éditions L'Harmattan, 2021.

Médecins et expéditions coloniales françaises au XIXe siècle (Afrique noire et Madagascar). Aubry P. avec la collaboration de Gaüzère B.-A. Éditions L'Harmattan, 2020.

Jean et Charles-Guillaume Viguerie et la chirurgie toulousaine aux XVIIIe et XIXe siècles. Aubry P. avec la collaboration de Gaüzère B.-A. Éditions L'Harmattan, 2018.

Médecin conchyliologue et océan Indo-Pacifique. Aubry P. avec la collaboration de Gaüzère B.-A. Éditions L'Harmattan, 2018.

Histoire de la médecine à l'île Bourbon – La Réunion. Gaüzère B.-A., Aubry P. Éditions L'Harmattan, 2017. Tome 1 : De la découverte de l'île à nos jours.

Histoire de la médecine à l'île Bourbon – La Réunion. Gaüzère B.-A., Aubry P. Éditions L'Harmattan, 2017. Tome 2 : Histoire des maladies.

Passeport santé pour l'Afrique. Aubry P., Gaüzère B.-A. Éditions universitaires européennes, 2015.

Histoire des eaux thermales à La Réunion (Cilaos, Hell-Bourg, Mafate, Bras Cabot). Gaüzère B.-A., Aubry P. Éditions Azalées, 2012.

Splendeurs et dangers de la faune marine. Aubry P., Gaüzère B.-A. Éditions Xavier Montauban, Paris, 2010.

Passeport santé pour le grand océan Indien. Gaüzère B.-A., Aubry P. Éditions Azalées, 2006, Réunion.

Le chik, le choc, le chèque. Gaüzère B.-A., Aubry P. Éditions Azalées, 2006, Réunion.

Cas cliniques en médecine tropicale. Aubry P., Touze J.E. La Duraulié édit., mars 1990.

Les agrégés du Pharo. Thérapeutique en Médecine tropicale. Diffusion générale de Librairie, édit, 1986, Marseille.

Gaüzère B.-A., Aubry P. Site internet d'enseignement de la médecine tropicale depuis 2002 www.medecinetropicale.com

Structures éditoriales du groupe L'Harmattan

L'Harmattan Hongrie
Kossuth l. u. 14-16.
1053 Budapest
harmattan@harmattan.hu

L'Harmattan Sénégal
10 VDN SICAP AMITIE 3
BP 45034 Dakar-Fann
direction@senharmattan.com

L'Harmattan Cameroun
Tsinga/Derrière polyclinique FECAFOOT
BP 11486 Yaoundé
Jacques.koukam@harmattan.fr

L'Harmattan Burkina Faso
Villa 281, secteur 23 623, rue 14.32
Ouagadougou
zagbie@outlook.fr

L'Harmattan Guinée
Almamya, rue KA 028 OKB Agency
BP 3470 Conakry
harmattanguinee@yahoo.fr

L'Harmattan RDC
185, avenue Nyangwe
Commune de Lingwala – Kinshasa
matangilamusadila@yahoo.fr

L'Harmattan Congo
219, avenue Nelson Mandela
BP 2874 Brazzaville
deunovmikhael@gmail.com

L'Harmattan Mali
Immeuble Mgr Jean Marie Cissé
Aci Hamadallaye
BP 145 Bamako
syllaka@yahoo.fr

L'Harmattan Togo
Djidjole – Maison Amela
face EPP BATOME
02 BP 20680 Lomé
didieramela11@gmail.com

L'Harmattan Côte d'Ivoire
Résidence Karl – Cité des Arts
Abidjan-Cocody
03 BP 1588 Abidjan
harmattan.ivoire@gmail.com

L'Harmattan Bénin
Rue 604, (Immeuble à l'entrée
de la rue UCAO- Cite de Saint-Jean)
Cotonou
stepcorpus@gmail.com

Nos librairies en France

Librairie internationale
16, rue des Écoles
75005 Paris
librairie.internationale@harmattan.fr
01 40 46 79 11
www.librairieharmattan.com

Librairie des savoirs
21, rue des Écoles
75005 Paris
librairie.sh@harmattan.fr
01 46 34 13 71
www.librairieharmattansh.com

www.ingramcontent.com/pod-product-compliance
Lightning Source LLC
LaVergne TN
LVHW050825061126
851857LV00012B/991
* 9 7 8 2 3 3 6 6 4 1 9 6 6 *